一线专家联合创作
凝聚现代医学与中医学智慧

糖尿病足患者
自我健康管理手册

主　编　邓武权　陈　秋
副主编　陈　燕　姜晓燕　段小东　孙丽莎

助力糖尿病患者
守护健康每一天
拥有健康每一刻

人民卫生出版社
·北　京·

图书在版编目（CIP）数据

糖尿病足患者自我健康管理手册 / 邓武权，陈秋主编. -- 北京 : 人民卫生出版社，2026. 1. -- ISBN 978-7-117-39193-1

Ⅰ. R587.2-62

中国国家版本馆 CIP 数据核字第 20262MZ667 号

人卫智网	www.ipmph.com	医学教育、学术、考试、健康，购书智慧智能综合服务平台
人卫官网	www.pmph.com	人卫官方资讯发布平台

糖尿病足患者自我健康管理手册

Tangniaobingzu Huanzhe Ziwo Jiankang Guanli Shouce

主　　编：邓武权　陈　秋
出版发行：人民卫生出版社（中继线 010-59780011）
地　　址：北京市朝阳区潘家园南里 19 号
邮　　编：100021
E - mail：pmph @ pmph.com
购书热线：010-59787592　010-59787584　010-65264830
印　　刷：廊坊一二〇六印刷厂
经　　销：新华书店
开　　本：710 × 1000　1/16　　印张：15.5
字　　数：147 千字
版　　次：2026 年 1 月第 1 版
印　　次：2026 年 2 月第 1 次印刷
标准书号：ISBN 978-7-117-39193-1
定　　价：75.00 元

打击盗版举报电话：010-59787491　E-mail：WQ @ pmph.com
质量问题联系电话：010-59787234　E-mail：zhiliang @ pmph.com
数字融合服务电话：4001118166　E-mail：zengzhi @ pmph.com

编　者（按姓氏笔画排序）

王　丽	中国中医科学院广安门医院
王　敏	重庆大学附属中心医院
王弘妍	重庆大学附属中心医院
邓　波	重庆大学附属中心医院
邓丽玲	重庆大学附属中心医院
邓武权	重庆大学附属中心医院
卢建刚	重庆大学附属涪陵医院
刘　斌	重庆大学附属中心医院
孙丽莎	成都中医药大学附属医院
阳　诚	重庆大学附属中心医院
芮顺利	重庆大学医学院
李安昕	重庆大学附属中心医院
吴小华	重庆大学附属中心医院
吴承倢	重庆大学附属中心医院
何　敏	重庆大学附属中心医院
张　路	重庆大学附属中心医院
陈　凤	重庆大学附属中心医院
陈　茜	重庆大学附属中心医院
陈　秋	成都中医药大学附属医院
陈　燕	重庆大学附属中心医院

陈青清　　重庆大学附属中心医院
陈美蓉　　重庆大学附属中心医院
陈鹤鸣　　安康市中心医院
赵绎衡　　重庆邮电大学
郝　伟　　重庆大学附属中心医院
段小东　　西南医科大学附属医院
段紫潇　　重庆大学附属中心医院
姜晓燕　　重庆大学附属中心医院
骆翼慧　　重庆中医药学院
袁　艺　　重庆大学附属中心医院
唐　佳　　重庆大学附属中心医院
黄红梅　　重庆市渝北区中医院
梅智毅　　新加坡国立大学医院
魏　静　　中国人民解放军新疆军区总医院

编写秘书
吴承倢　　重庆大学附属中心医院

插画师
徐　梦　　张一帅

序

糖尿病足是糖尿病的一种常见、严重、慢性并发症，具有高复发率、高致残率、高致死率的特点，给患者个人、家庭和社会带来了沉重负担。国内外研究均证实，85% 以上的糖尿病截肢起因于足溃疡。减少和避免足溃疡的发生、促进足溃疡的愈合，是降低糖尿病截肢率的关键。国内外研究还证实，80% 以上的足溃疡是由于穿鞋不合适、烧烫伤、外伤、皮肤水疱等原本可以避免的因素所致。因此，应提高糖尿病患者及家属对于糖尿病足相关知识的认识，学会足保护、足护理；有效规避糖尿病足发病危险因素；一旦发生足溃疡，患者能够及时识别、及时就诊，接受科学、规范、合理的治疗，这些对于预防糖尿病足、降低糖尿病截肢率非常重要。

《糖尿病足患者自我健康管理手册》是专为糖尿病患者，尤其是为糖尿病足患者及家属撰写的一本高质量的健康科普图书。本书编者均为在糖尿病及糖尿病足领域深耕多年的专家，他们具有深厚的糖尿病足专业知识、精湛的专业技能和丰富的临床经验，在长期为糖尿病足患者提供医疗服务的过程中，了解糖尿病足患者最关心、最担心和最需要的内容。

本书第一主编邓武权教授是重庆市重点学科——糖尿病足防治中心主任，重庆大学附属中心医院副院长、内分泌科主任，曾经师从国际顶尖糖尿病足专家、足踝外科专家 David G. Armstrong 教授。回国后他领导团队在国内外发表了一系列高质量、有影响力的糖尿病足相关论文，承担多项国家级和重庆市重点课题，编写了多部糖尿病及其足病专著。本书第二主编陈秋教授是成都中医药大学附属医院副院长，具有多年临床经验，在糖尿病足的中医治疗方面具有独到见解。

本书阐述了糖尿病足的相关知识，图文并茂，科普与专业结合，中医与西医结合，药物治疗与非药物治疗结合，解答患者关心的问题，传授患者防治糖尿病足的基本知识与技能，强调糖尿病足从预防到康复的全程管理。同时，本书为基层医务人员和综合性医院糖尿病足专科人员提供了糖尿病足和糖尿病并发症防治的相关知识。因此，这是一本适合糖尿病足医患双方共同阅读的健康科普图书。

对于患者而言，通过阅读本书，会对糖尿病足的综合管理和防治有更多了解，从而能更科学地自我保健，收获健康。基层医务人员也会从本书中获得较为系统的有关糖尿病足基础、发病危险因素管控、预防与治疗及溃疡愈合后康复、复发预防等知识。糖尿病足强调防治结合、专业化诊治、多学科合作与分级管理，本书很好地体现并传达了这些先进理念。

作为从事糖尿病及其足病治疗 40 余年的专科医生，我阅读本书后很有收获，并会将这种收获体现在我今后为糖尿病足患者服务的医疗实践中。我衷心感谢邓武权教授、陈秋教授带领的多学科团队为广大糖尿病足患者和基层医务人员奉献了如此丰富、实用的健康科普图书。

原卫生部慢性疾病预防与控制专家委员会委员
原国家心血管疾病专家委员会委员
原全军糖尿病诊治中心主任
中华医学会糖尿病学分会糖尿病足与周围血管病学组顾问
战略支援部队特色医学中心内分泌科主任医师
许樟荣
2025 年 10 月

前言

当探讨糖尿病并发症时，糖尿病足是一个备受关注的话题。这本科普书致力于帮助读者深入了解这一严重并发症，并强调预防和管理的重要性。中西医结合在糖尿病足的临床防治中已经体现出独特的优势，将现代医学和祖国传统医学结合是本书的一大特点。

糖尿病足是糖尿病患者常见的严重并发症之一，可能导致疼痛、感染甚至截肢。然而，很多人对于如何避免、识别和处理糖尿病足缺乏足够了解。编写这本书的目的在于填补这方面的知识空白，向读者介绍糖尿病足的产生原因、发展过程、症状、治疗以及康复。

在本书中，编者将向读者介绍糖尿病足的根源，深入解释其与糖尿病之间的密切关系；详细描述糖尿病足可能出现的征兆和症状，以及对患者生活的影响，从而帮助读者更好地认识、理解这一并发症。除介绍糖尿病足的症状和影响外，本书还将提供有效的预防和管理方法，深入讲解如何通过日常护理、营养、运动、中医药等方式降低糖尿病足的发生风险，并强调定期检查和及时治疗的重要性。

本书详细介绍了糖尿病足的治疗方法，包括药物治疗、中医药疗法以及手术干预，通过专业的意见和建议，帮助读者更好地理解治疗背后的逻辑，并为他们做出科学的治疗选择提供指导。

谨向所有为本书贡献专业知识与临床经验的中西医专家及同仁致以诚挚谢忱。特别感谢来自德国的足病护理师陈梦老师，其在嵌甲领域的精深造诣为本书糖尿病足综合管理方案提供了关键的专业支撑，令相关内容学术严谨性与实践指导意义大为增强。希望本书能为广大糖尿病患者、家属及医疗工作者提供切实指导，助力糖尿病足的预防与管理，改善患者的生活质量。

糖尿病足是一项严峻的健康挑战，但通过提高认识、采取积极的预防措施和科学的管理方式，可以减少其对个人健康的影响。我们既要采用更多国际前沿的、具有循证医学证据的西医疗法帮助糖尿病足患者，同时要认识到中国传统医学对于慢性疾病的预防和康复具有巨大优势。我真诚希望本书能帮助患者及家属更好地面对糖尿病足并维持健康的生活。

重庆大学附属中心医院

邓武权

2025 年 10 月

前言

古人云“千里之行，始于足下”。足，也就是我们的脚，承载着我们身体的重量，又帮助我们完成各项活动。中医将足看成人体的“第二心脏”，人的足底有着全身组织器官的反射区，是人体健康状态的“晴雨表”。因此，足部的健康和舒适影响着我们的生活质量。

不知不觉间，我国糖尿病患病率逐渐升高，而糖尿病知晓率、治疗率和达标率却不容乐观。糖尿病足是糖尿病的严重并发症，不仅影响患者的生活质量，还可能致残、致死。糖尿病足的发病率逐年上升，给患者本人、家庭和全社会带来了巨大的压力和负担。由于糖尿病患者对糖尿病及糖尿病足认知不足以及大量患者盲目听信健康谣言，最终导致截肢或者更为严重的后果。

中医和西医在防治糖尿病足方面各有所长，充分发挥中西医协作优势，则可以达到更优的治疗效果。本书以普及糖尿病足相关知识及防治策略为核心，从足部解剖、相关经络循行，到糖尿病足的护理和康复，都进行了详细讲述，尽可能为广大糖尿病患者及家属提供实用指导，帮助他们做好疾病预防、治疗和康复工作，提高生活质量。

成都中医药大学附属医院

陈秋

2025 年 10 月

目 录

第一章 足部解剖常识

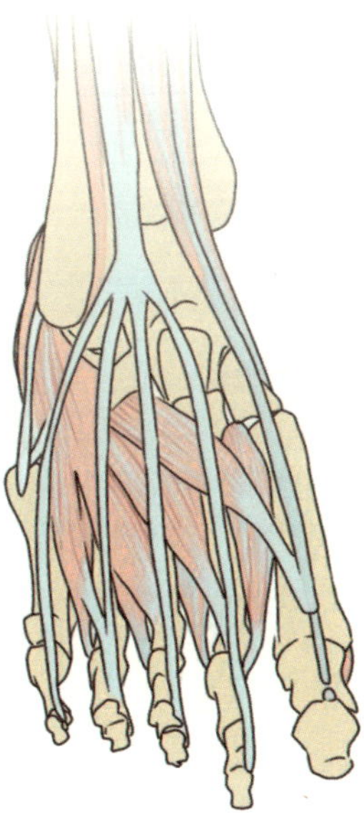

第二章　糖尿病和糖尿病足初认识

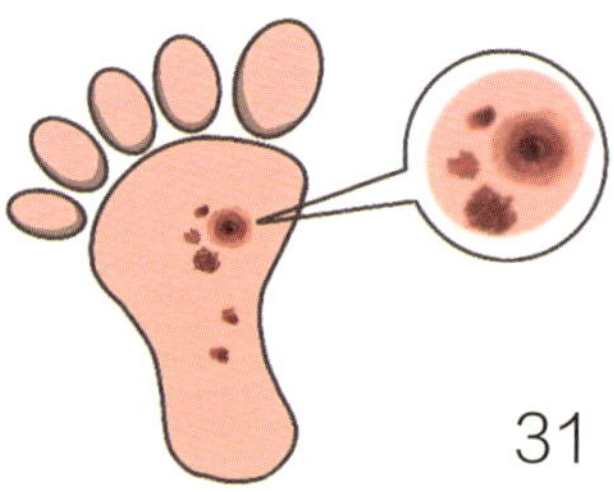

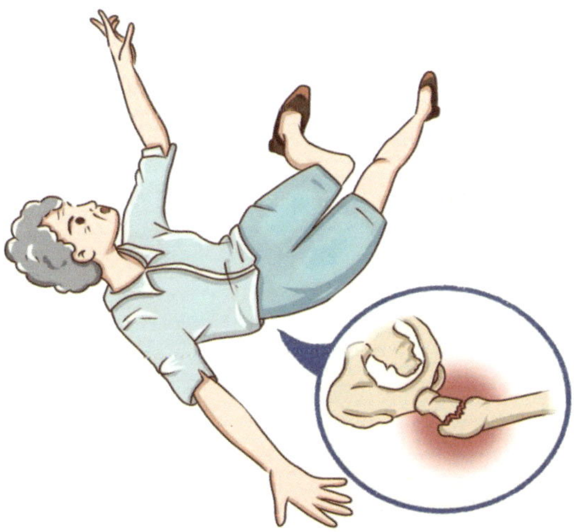

第三章　糖尿病足的筛查

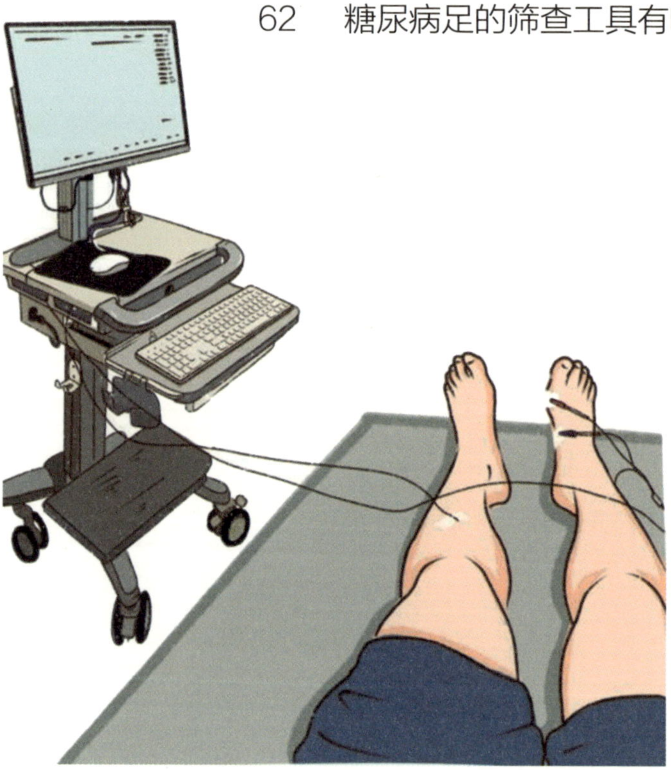

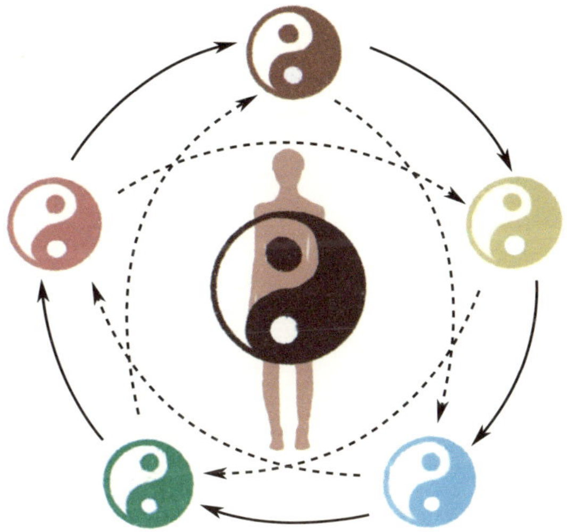

第四章　中医药在糖尿病足治疗和保健中的应用

第五章　糖尿病足的治疗

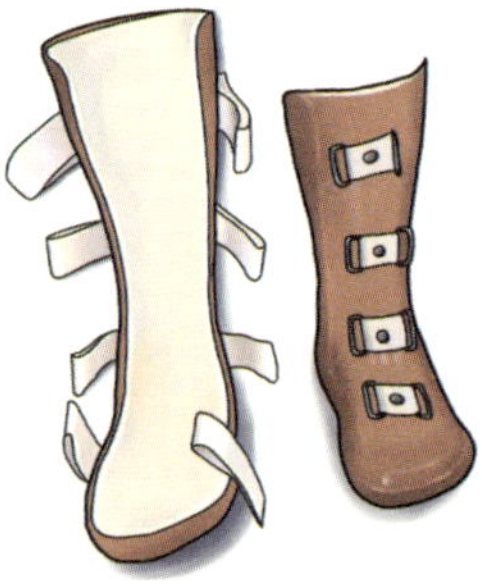

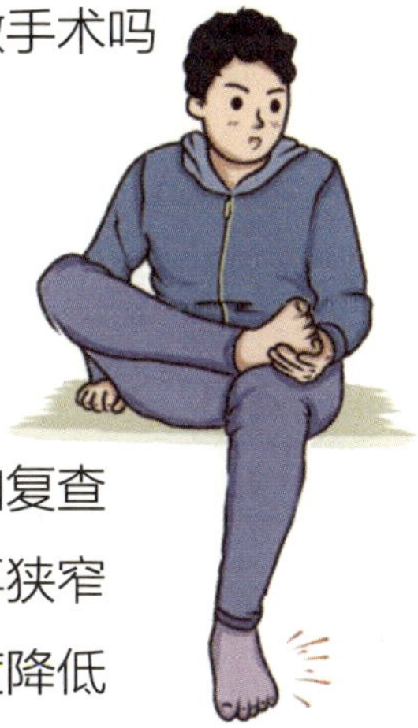

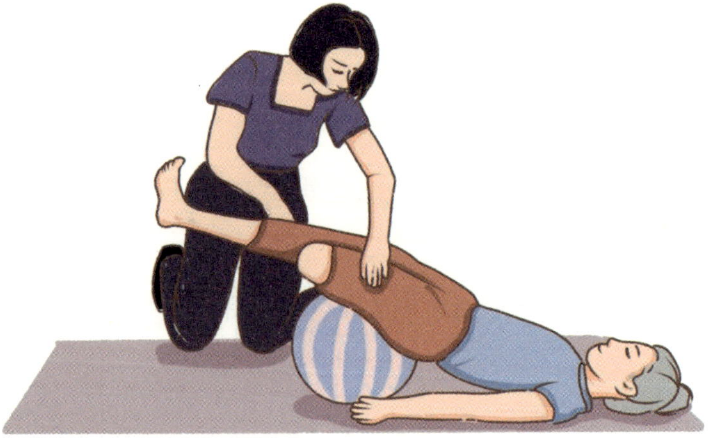

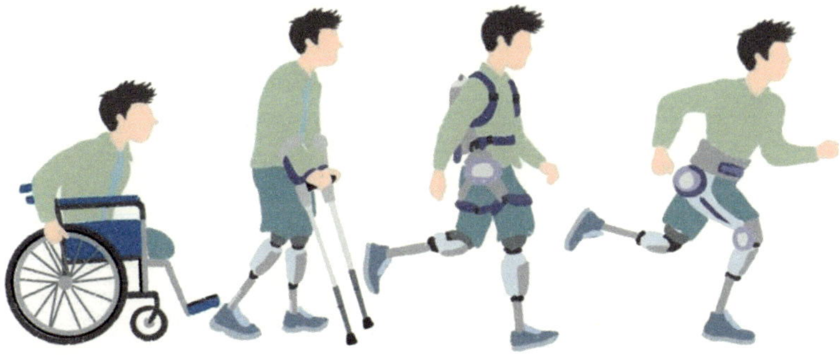

第六章　糖尿病足患者的生活常识

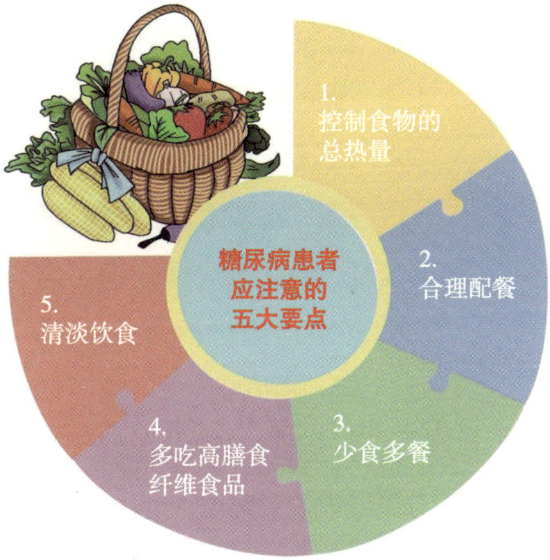
1.
控制食物的
总热量
2.
合理配餐
3.
少食多餐
4.
多吃高膳食
纤维食品
5.
清淡饮食
糖尿病患者
应注意的
五大要点

第七章　如何预防糖尿病足

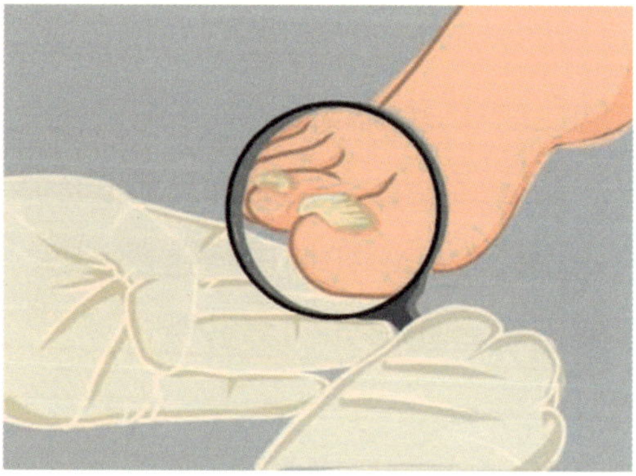

第八章 糖尿病足的常见误区及日常护理

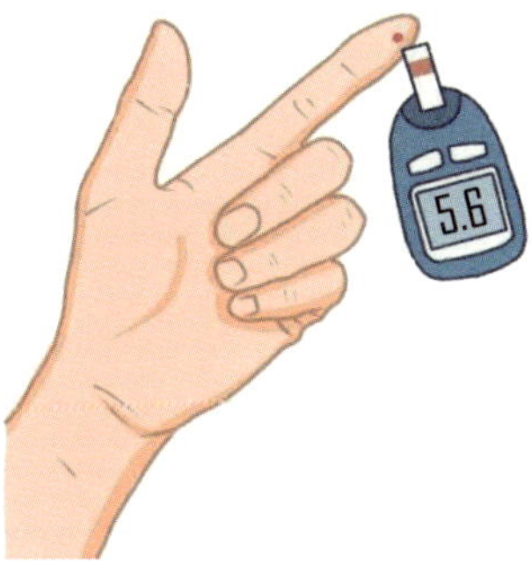

附　录 嵌甲的处理

第一章

足部解剖常识

足部概述

《现代汉语词典（第7版）》将“足”释义为“脚”。每个人的足部形态都独具特色：有的纤瘦匀称，线条流畅；有的宽厚丰实，稳重大气；有的因常年劳作而布满皱纹与老茧，刻着生活的痕迹；有的则因先天发育或后天劳损而呈现特殊畸形……无论外观如何，足部都是支撑人体直立、承载全身重量的核心基础。

自人类进化为直立行走的物种，足部便成为身体中距离心脏最远的器官，这份“遥远”也让它常被我们忽略。不妨暂停片刻想一想：你上一次认真观察双脚纹路、细致清洗足部缝隙、妥善修剪趾甲是在何时？当你为生活奔波忙碌，脚步不停时，是否留意过双脚的酸胀疲惫，是否关注过脚下的鞋子是否贴合足型、舒适透气？

“双足所踏，皆是生活”，我们依靠双脚丈量山川湖海，凭借它们迈向对“诗与远方”的憧憬。今天，就让我们重新认识这位默默支撑我们的“亲密伙伴”。

足部的骨性结构

人体骨骼总数约为206块，其中四肢骨骼占126块，而双足就包含52块骨，是人体负重与运动的关键支撑。单足共有

26 块骨（约占人体骨骼总数的 1/8），这些骨骼通过 20 多条肌肉和 100 多条韧带相互连接，在神经系统的精准支配下，默契配合完成站立、行走、跳跃等复杂动作。

根据解剖位置，足可清晰划分为前足部、中足部和后足部三部分，各区域功能明确、分工协作，支撑起足部的完整功能。

1. 前足部 主要由 14 块短小的趾骨构成，其中第一趾（大脚趾）为 2 节（近节趾骨、远节趾骨），第二至第五趾各为 3 节（近节趾骨、中节趾骨、远节趾骨）。由于趾骨位于足部末端，血液循环相对薄弱，一旦发生严重感染或外伤，较易出现坏死、脱落，日常需要特别注意保护。

2. 中足部 由 5 块较粗长的跖骨组成，每块跖骨都清晰分为底、体、头三部分，从足内侧向外侧依次称为第一至第五跖骨。跖骨一端连接前足趾骨，另一端与后足跗骨紧密相连，如同“桥梁”一般，将身体重量平稳传递至整个足部，是维持步态稳定的重要结构。

3. 后足部 作为足部承受压力的核心区域，由 7 块跗骨组成，包括跟骨、距骨、舟骨、骰骨、内侧楔骨、中间楔骨和外侧楔骨。其中跟骨是足部最大的骨骼，直接承载足跟部位的重量；距骨位于跟骨上方，与小腿的胫骨、腓骨共同构成踝关节，是足部完成屈伸、旋转等动作的重要“枢纽”。

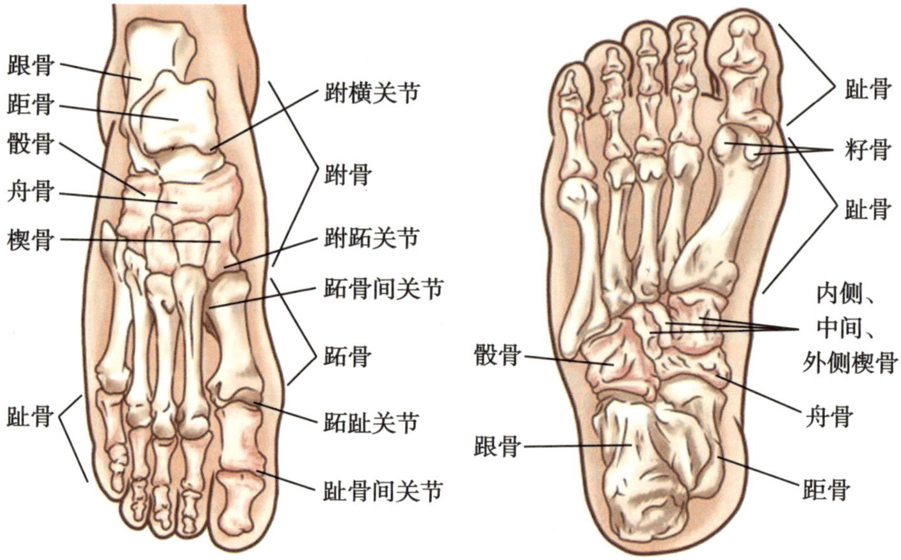

足的基本解剖图

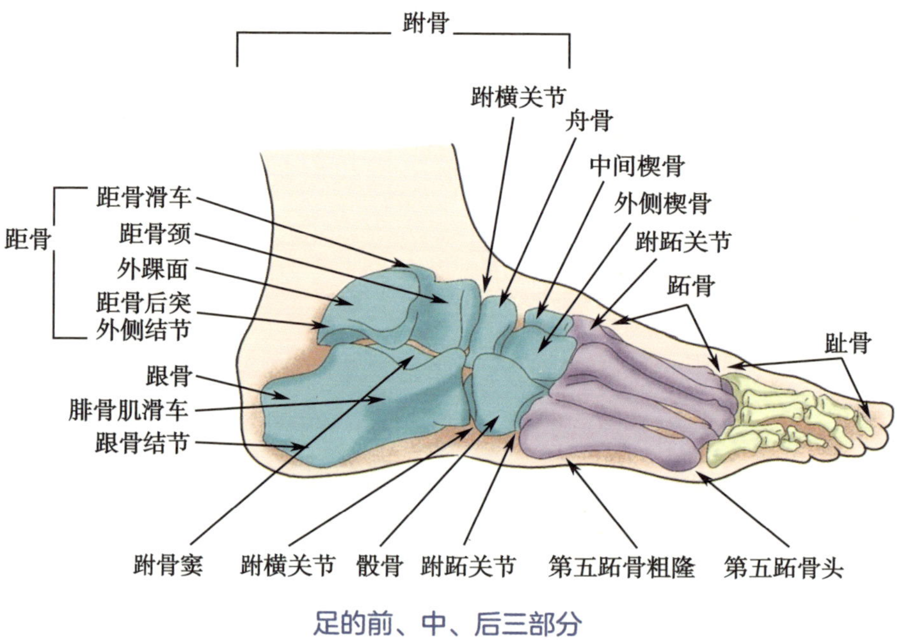

足的前、中、后三部分

足部的肌肉、肌腱等附属组织

足部及趾头的每一个细微动作，都离不开包绕在骨骼周围的肌肉组织协同工作。哪怕是“抬脚”“蜷趾”这样看似简单的动作，往往也需要多组肌肉精准配合才能完成。从解剖学角度来说，肌肉由大量肌细胞构成，而我们日常俗称的“筋”，在医学上被称为肌腱，其主要成分是弹力纤维和胶原纤维，既坚韧又略带弹性，能承受肌肉收缩时产生的巨大拉力。

肌肉与骨骼的连接正是通过肌腱实现的，当大脑发出运动指令，肌肉接收到信号后开始收缩，收缩产生的拉力会通过肌腱传递到足骨，带动骨骼围绕关节活动，最终完成足部的屈伸动作。影视剧中常提到的“挑断脚筋”，从医学角度来看，本质就是破坏了肌腱的完整性，使肌肉与骨骼失去连接，导致足部运动功能丧失，这也体现了肌腱对足部活动的重要性。

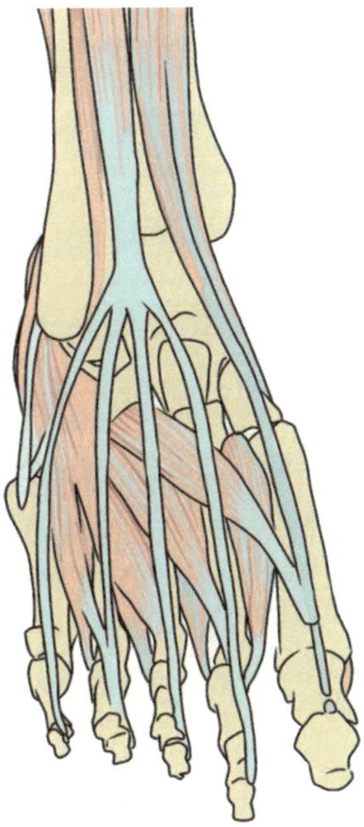

足的肌肉分布

尽管足部体积不大，却分布着功能各异的多个肌肉群，按照位置和功能的不同，可分为伸趾肌群和屈趾肌群，两者协同作用完成足部的各项动作。

1．足背肌肉　以伸趾肌群为主，主

要包括趾短伸肌和第一趾短伸肌，它们的核心功能是使脚趾向上抬起（医学上称为“背伸”），让我们行走时脚趾能顺利离地，避免拖地，保证步态流畅。

2. 足底肌肉　属于屈趾肌群，是足部肌肉中最为发达的部分，进一步细分为内侧肌群、外侧肌群和中间肌群。这些肌肉群各司其职，有的负责将脚趾向下屈曲，有的负责维持足弓的正常形态，共同支撑身体重量，并协调足部完成行走、跳跃等复杂动作，是维持足部稳定性的“主力军”。

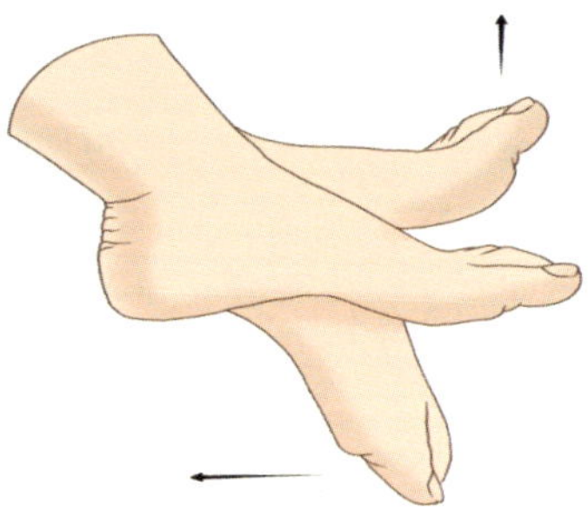

足“翘起来”或者“压下去”

足部的皮肤

足部皮肤如同一层“天然防护衣”，将肌肉、神经、血管及骨骼紧密包裹，不仅能抵御外界细菌、病毒等病原体的入侵，还能保护深层组织免受摩擦、撞击等机械损伤。与全身皮肤结构一致，足部皮肤从外到内分为表皮层、真皮层和皮下组织三部分，各部分功能不同却紧密关联，共同守护足部健康。

1. 表皮层　位于皮肤最外层，厚度较薄但再生能力极强，轻微擦伤等损伤后可快速自我修复，且通常不会形成明显瘢痕。主要由角质形成细胞构成，从外向内依次分为角质层、颗粒层、棘细胞层和基底层，各层分工明确。

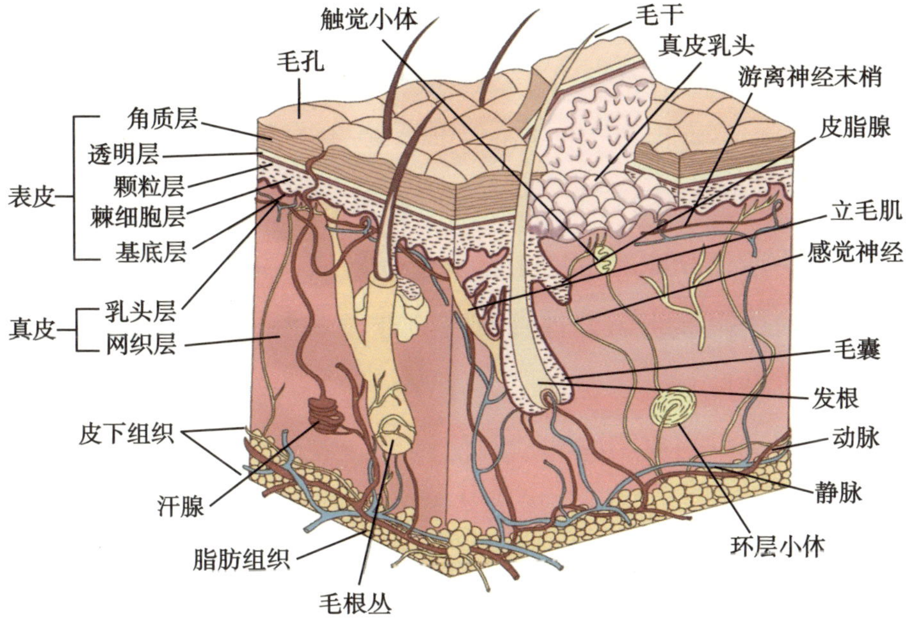

足部皮肤的结构层次

角质层：由大量死亡的角质细胞堆积而成，主要成分是角蛋白，如同“屏障”一般，既能有效阻挡外界水分、有害物质进入体内，又能减少体内水分过度流失，足部角质层在足跟等部位更厚，以适应日常负重需求。

基底层与棘细胞层：这两层细胞具有旺盛的分裂增殖能力，不断产生新的细胞并逐渐向表层推送，最终分化为角质细胞，完成皮肤的新陈代谢。基底层中还分布着色素细胞（也称“黑素细胞”），可合成黑色素，吸收阳光中的紫外线，避免深层组织受到辐射损伤。

2. 真皮层　位于表皮层下方，厚度远大于表皮层，是皮肤的“功能核心区”。内部含有大量胶原纤维、弹性纤维，以及丰富的神经、血管、淋巴管、皮脂腺、汗腺等结构，功能多样。

当表皮层破损且累及真皮层时，会出现明显的疼痛和出血，愈合后可能形成比较明显的瘢痕。这是因为真皮层组织损伤后，机体需要通过胶原纤维增生修复受损区域，而胶原纤维的过度堆积会形成瘢痕组织，且真皮层的神经末梢丰富，受损时痛感会更强烈。

真皮层中的皮脂腺和汗腺是调节体温的重要结构，尤其是汗腺（足部汗腺以局泌汗腺为主），在高温或运动时会分泌大量汗液，通过汗液蒸发带走体表热量，维持体温稳定，同时汗液也能滋润皮肤，避免过度干燥。

作为人体免疫屏障的重要组成部分，真皮层中分布着大量固有免疫细胞（如巨噬细胞、树突状细胞），这些细胞能及时识别并清除入侵的病原体，如同“卫士”一般守护足部健康，降低感染风险。

3. 皮下组织　是皮肤的最深层，主要由脂肪组织构成，同时含有少量血管、神经和淋巴管。功能主要体现在三个方面：一是通过脂肪组织的隔热作用帮助人体保暖防寒，维持体温稳定；二是作为能量储备库，在机体需要时分解脂肪提供能量；三是利用脂肪组织的弹性，在足部受到撞击时起到缓冲作用，减少深层骨骼、肌肉损伤。尽管足部皮下脂肪相对身体其他部位较少，但这些保护功能依然不可或缺。

足部的血管

血液循环是维持足部健康的“生命线”。动脉负责将富含氧气和营养物质的新鲜血液输送到足部各组织，为细胞提供能量；静脉则将代谢产生的废物和二氧化碳带回心脏，形成完整的循环闭环。可以说，足部血流动力学的稳定，直接决定了皮肤、肌肉、骨骼等组织的正常功能，一旦循环受阻，就可能引发多种足部疾病。

1．足部动脉　足部的血液供应如同一张网络，主要来自胫前动脉、腓动脉和胫后动脉分支，这些动脉相互吻合，形成密集的血管网络，覆盖足部主要血液供应区域，确保各部位都能获得充足血供。

胫前动脉：沿小腿前方下行至踝关节处，延续为足背动脉（在足背内侧，内踝与第一跖骨之间可触摸到其搏动，是判断足部血液循环的重要标志）。足背动脉一方面发出分支分布于足背和趾背，为前足提供血液；另一方面发出足底深支，与胫后动脉的分支汇合形成足底动脉弓，进一步完善足底血供。

腓动脉：主要向小腿后侧的腓肠肌和足跟部位供血。其远段分为前穿支和跟骨支，前穿支负责踝关节上部前侧和侧部的血液供应，跟骨支则专门为足跟区域供血，保障这一负重区域的营养需求，避免因缺血导致足跟病变。

胫后动脉分支：通过跟骨支、足底内侧支、足底外侧支等分支全面覆盖足底区域。其中，足底外侧支与足背动脉发出的足底深支汇合形成的足底动脉弓，是足部血供的关键结构。这种血管网络的优势在于，一个区域的滋养血管可辐射供应多个区域，即使某一支血管因外伤、病变等被破坏，其他区域的侧支血管也能通过动脉弓快速建立替代供血途径，有效避免组织缺血坏死。

2. 足部静脉　按位置分为深静脉和浅静脉，两者相互连通、协同工作，共同完成静脉血回流，确保血液循环顺畅。

深静脉：与胫前动脉、胫后动脉伴行，如同影子一般跟随动脉分布，直接收集足部深层组织（如肌肉、骨骼）的静脉血，沿动脉走行向上回流，因有动脉搏动和肌肉收缩的辅助，回流效率较高。

浅静脉：位于皮下组织，形成形态不规则的足背静脉网（或足背静脉弓），主要收集足背皮肤和浅层组织的静脉血。足背静脉网通过多处吻合支与深静脉相通，形成深浅互补的回流通道；其两端分别沿足的内、外侧缘上行，最终分别汇入大隐静脉和小隐静脉，再继续上行注入股静脉和腘静脉，完成静脉血向心脏的回流。

这种“动脉供血、静脉回流”的循环模式，持续为足部皮肤、皮下组织、肌肉和骨骼提供了充足营养，并及时带走代谢废物，是足部维持正常生理功能、抵御疾病的基础保障。一旦这一循环出现障碍，就可能引发足部发凉、麻木、疼痛等问题，严重时甚至导致组织坏死，需要格外重视。

足部的神经

足部神经主要由传递信号的神经纤维构成，根据功能可分为感觉神经和运动神经，它们共同构成了足部与中枢神经系统的“通信网络”，既负责执行运动指令，又负责接收外界刺激。

1. 神经的指令传递功能　足部能精准完成我们想要做的动作，本质是中枢神经系统调控的结果。整个过程分为三步：首先，大脑产生运动指令并转化为神经信号；其次，神经信号通过脊髓神经纤维传导至周围神经；最后，信号到达足部肌肉，使肌肉收缩或舒张，协调完成抬脚、蜷趾等动作。在这一指令链中，任何一个环节受损，都可能导致信号传导异常或中断，使足部动作无法顺利完成。

2. 神经的感觉与反射功能　当足部遇到热水烫伤、锐器划伤等危险刺激时，会立刻出现收缩或退缩反应，这一过程称为保护性反射，需要感觉神经和运动神经协同完成。足部皮肤感受器（如痛觉感受器）感知危险信号，并将其转化为神经信号；神经信号经周围神经传至脊髓，一部分信号向上传递至大脑（让我们产生疼痛的感觉），另一部分则直接在脊髓内传递给运动神经元；运动神经元发出信号，经周围神经传至足部肌肉，使肌肉快速收缩，完成退缩动作。若神经受损，这一反射过程会被打断：危险信号无法传至中枢，或中枢的反应信号无法传至肌肉，最终导致足部对危险刺激失去反应，增加受伤风险。

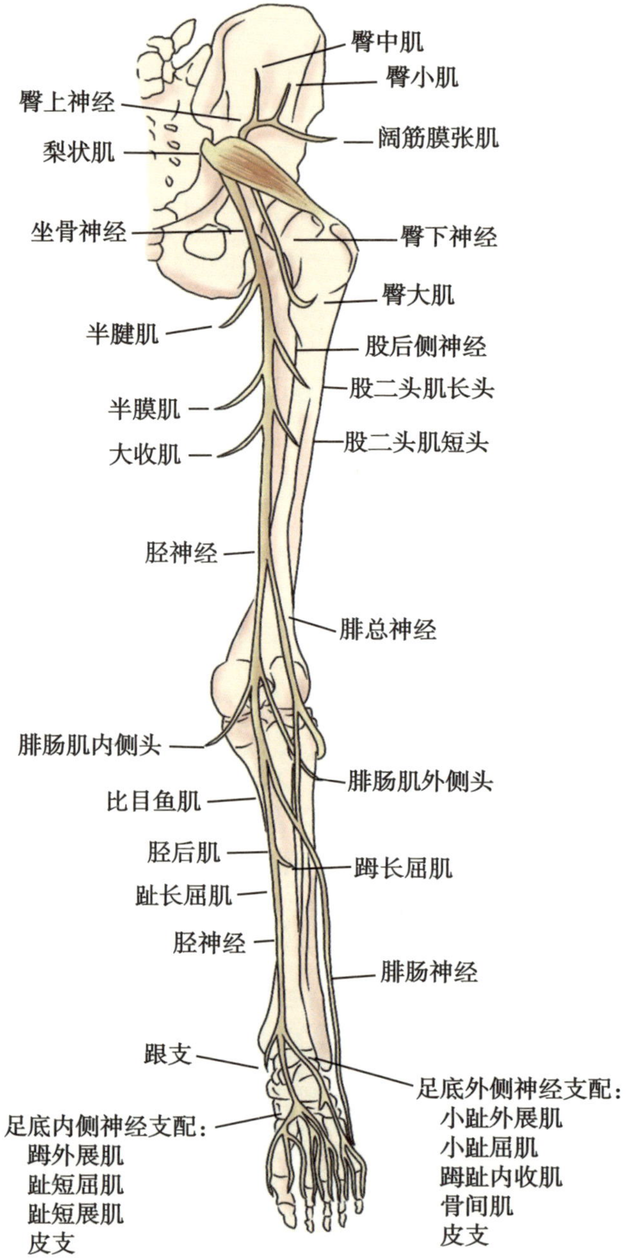
臀中肌
臀小肌
臀上神经
阔筋膜张肌
梨状肌
坐骨神经
臀下神经
臀大肌
半腱肌
股后侧神经
股二头肌长头
半膜肌
大收肌
股二头肌短头
胫神经
腓总神经
腓肠肌内侧头
腓肠肌外侧头
比目鱼肌
胫后肌
踇长屈肌
趾长屈肌
胫神经
腓肠神经
跟支
足底外侧神经支配：
小趾外展肌
小趾屈肌
踇趾内收肌
骨间肌
皮支
足底内侧神经支配：
踇外展肌
趾短屈肌
趾短展肌
皮支

足部的神经分布及支配

3. 神经的营养功能 神经不仅负责信号传递，还能为所支配的肌肉提供营养支持——神经末梢会释放神经营养因子，维持肌肉细胞的正常代谢和功能。当周围神经受损（如外伤、糖尿病神经病变）时，神经营养因子供应中断，其所支配的肌肉会逐渐出现萎缩，表现为足部变细、肌肉力量下降。

需要注意的是，糖尿病患者常见的肢端末梢感觉异常，本质就是长期高血糖损伤了足部感觉神经。神经纤维变性后，会将异常信号传至中枢，导致患者出现触电样疼痛、蚁行感、针刺感或烧灼感等不适，严重时甚至会出现感觉减退或消失。

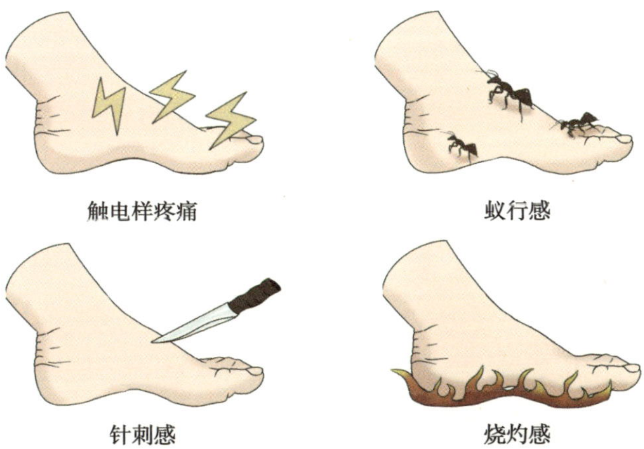

足部的感觉异常

为什么足部容易受伤

人的一生大约要走 20 万千米，由此可见，足部承受的压力之大。日常的步行、奔跑、跳跃等动作会加重足部的负重，长期、过度的负重往往会导致足部的慢性损伤。如长时间站立，或者行走过多的人，可能出现足跟疼痛，而足底筋膜炎是足跟疼痛最常见的原因。此病是因为足底的肌肉受到外力或者暴力的冲击或者是长时间行走，引起局部肌肉劳损，导致局部筋膜出现无菌性炎症。在某些较为剧烈的运动中，尤其是需要跑跳的运动，很容易因不慎而发生足部损伤，轻者仅为皮肤擦伤，或者是软组织挫伤，重者可能发生骨折或者脱位。

临床数据显示，超过 70% 的人在一生中会遭遇足病，足病已成为发病率较高的常见疾病之一。足部之所以容易受伤，与其生理功能、解剖特点及日常使用习惯密切相关。

1. 被忽视的负重核心　足部位于人体最下端，常被鞋子包裹而容易被忽视，但它是人体运动和负重的核心器官，作为直立行走的“支点”，每天都要承受巨大压力。步行时，足部承重约为体重的 1.5 倍；跑步或跳跃时，承重可达到体重的 3～4 倍。在我们漫长的一生中，足部长期处于高负荷工作状态，慢性损伤风险不断累积。

2. 常见损伤类型及诱因　足部损伤可分为慢性损伤和急性损伤，其诱因各有不同。

慢性损伤：主要由长期过度负重或不良姿势引起。例如，长期站立的教师、导购，或经常长途行走的人，容易出现足跟疼痛，其中最常见的原因是足底筋膜炎，表现为晨起或长时间站立后足跟剧烈疼痛，活动后稍有缓解但久行后加重。此外，穿高跟鞋、尖头鞋等不合适的鞋子，会导致足部受力异常，长此以往可能引发踇外翻、跖骨疼痛等问题。

急性损伤：多发生于运动或意外事故中。在跑步、打篮球、跳绳等需要跑跳的剧烈运动中，足部容易因落地姿势不当、发力错误出现扭伤（如踝关节韧带损伤）；若受到外力撞击或踩空，还可能发生皮肤擦伤、软组织挫伤，严重时甚至会导致骨折或关节脱位。

简而言之，足部的高负重特性与易忽视的问题，共同导致了其较高的损伤风险。关注足部健康，首先要从重视它的“付出”开始。

中医学对足部经络的认识

在中医经络理论中，人体经络系统的核心是十二经脉，它们是气血运行的主要通道，具有“表里相合、络属脏腑”的核心特征，因此也被称为“正经”。这十二条经脉按“手足”“阴阳”分为四大类，包括手三阴经（手太阴肺经、手厥阴心包经、手少阴心经）、手三阳经（手阳明大肠经、手少阳三焦经、手太阳小肠经）、足三阳经（足阳明胃经、足少阳胆经、足太阳膀胱经），以及足三阴经（足太阴脾经、足厥阴肝经、足少阴肾经）。

十二经脉并非孤立存在，而是通过手足阴阳表里经的有序衔接形成“周而复始、如环无端”的传注系统。气血借助这一系统，既能内通五脏六腑，又能外达肌肤腠理，实现全身的营养濡养与功能协调。

在这一系统中，有六条经脉直接循行并终止于足部，足部也因此成为人体阴阳气血交会联络的关键部位。早在两千多年前的中医经典《黄帝内经·素问》中，就明确记载“人体阴阳二气起于足五趾之表里”，并系统阐述了经络的走行、衔接规律，以及手足与脏腑的密切关联——足部经络与手部经络在躯干深层相互联络，进一步强化了手足与全身各组织器官的生理联系。

基于“整体观念”这一中医核心思想，脏腑的生理功能与病理变化都会通过经络精准反映于足部。因此，在足部针对特定经络进行按摩等刺激，可通过经络的传导作用直接调节气血运行、增强脏腑功能、调和人体阴阳平衡，最终实现祛疾保健的目的，这也是足部养生的理论依据。

足部的六条经脉遵循“阴阳表里相合”的规律，形成三组紧密关联的“搭档”：足太阴脾经与足阳明胃经互为表里，足少阴肾经与足太阳膀胱经互为表里，足厥阴肝经与足少阳胆经互为表里。这种表里关系意味着每组经脉对应的脏腑（如脾与胃、肾与膀胱、肝与胆）在生理功能上相互依存、协同工作，在病理状态下会相互影响（如胃病可能牵连脾，肾病可能波及膀胱），而在治疗与保健中，调理其中一条经脉也能对其表里经及对应脏腑产生积极的促进作用。

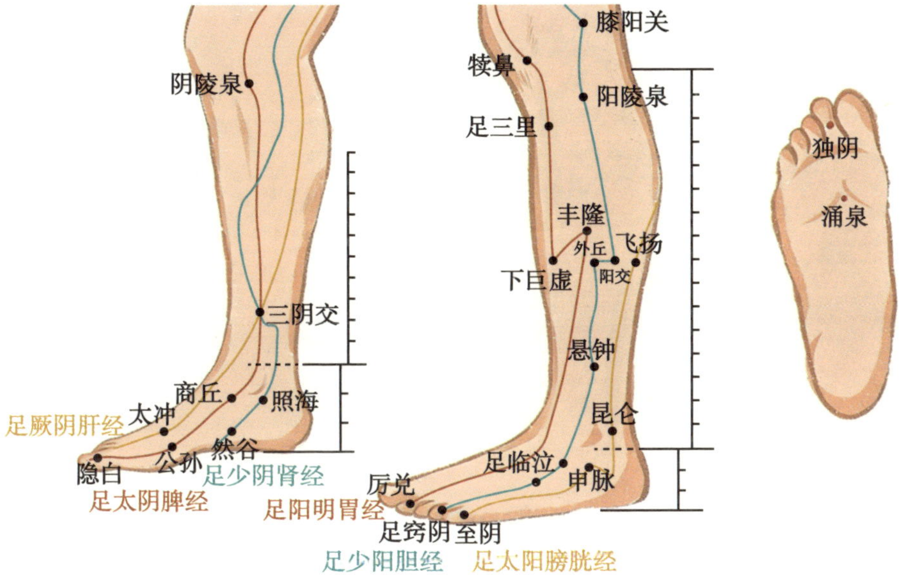
阴陵泉
三阴交
商丘
照海
太冲
足厥阴肝经
然谷
公孙
隐白
足少阴肾经
足太阴脾经
膝阳关
犊鼻
阳陵泉
足三里
丰隆
外丘
飞扬
下巨虚
阳交
悬钟
昆仑
足临泣
申脉
厉兑
足阳明胃经
足窍阴
至阴
足少阳胆经
足太阳膀胱经
独阴
涌泉

足部经络循行图

第二章

糖尿病和糖尿病足初认识

糖尿病的现状

糖尿病已成为我国重大的公共卫生问题，其高患病率与广泛影响值得全民关注。《中国2型糖尿病防治指南（2020版）》显示，我国糖尿病患病率已攀升至11.2%，患者总数量位居全球首位，这一现状凸显了糖尿病防控的紧迫性。

从重点人群来看，糖尿病患病呈现明显的聚集特征：60岁以上老年人群的患病率已超过20%，意味着每5位老年人中就可能有1位糖尿病患者；肥胖人群的患病率更是普通人群的3倍。鉴于糖尿病患病率持续上升的趋势，针对成年2型糖尿病高危人群开展早期筛查与干预，已成为预防糖尿病发生的关键举措。

糖尿病的危险因素

成年人群（年龄＞18岁）若存在以下任何一项危险因素，即属于2型糖尿病高危人群，需要重点关注自身血糖状况并定期筛查。

1. 年龄因素　≥40岁，随着年龄增长，胰岛素敏感性下降，患病风险显著升高。

2. 血糖情况　有糖尿病前期病史，包括空腹血糖受损（空腹血糖6.1～6.9mmol/L）、糖耐量异常（餐后2小时血糖7.8～11.0mmol/L）或两者同时存在，这是糖尿病的预警信号。

3. 体重情况　超重（BMI≥24kg/m²）或肥胖（BMI≥28kg/m²），或存在腹型肥胖（男性腰围≥90cm，女性腰围≥85cm）。肥胖会导致胰岛素抵抗，是糖尿病的重要诱因。

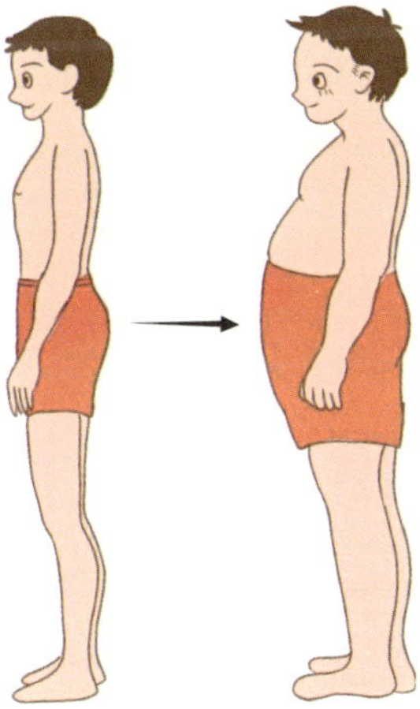

逐渐肥胖的过程

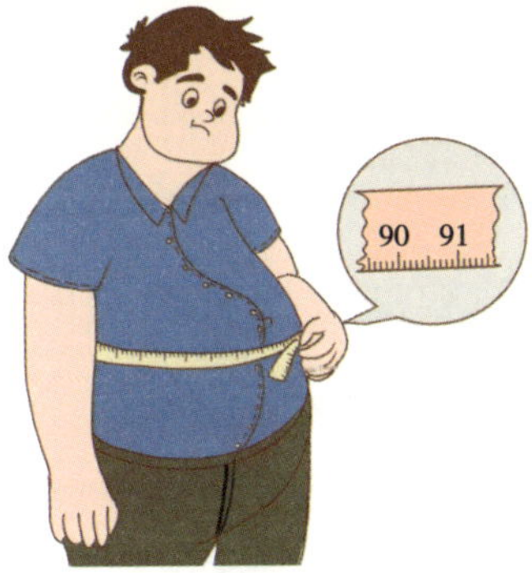

腰围超标

4. 不良生活习惯　长期保持静坐生活方式，缺乏运动，可导致能量代谢失衡，增加患病风险。

5. 遗传因素　一级亲属（父母、子女或同卵双胞胎）中有2型糖尿病患者，会显著提升个体患病易感性。

6. 特殊孕史　女性有妊娠糖尿病病史，孕期血糖异常提示胰岛素功能可能存在潜在问题。

7. 血压情况　患有高血压（收缩压≥140mmHg或舒张压≥90mmHg），或正在接受降压治疗。

8. 血脂情况　高密度脂蛋白胆固醇（HDL-C）≤0.91mmol/L，

或三酰甘油（TG）≥2.22mmol/L，或正在接受调脂治疗。

9. 心血管疾病史　已确诊动脉粥样硬化性心血管疾病（如冠心病），此类人群糖代谢异常风险远高于普通人群。

10. 用药情况　有一过性类固醇糖尿病病史，长期使用糖皮质激素等类固醇药物可能暂时影响血糖代谢。因疾病需要长期接受抗精神病药物和/或抗抑郁药物治疗，部分精神类药物可能干扰血糖调节机制。

11. 内分泌问题　女性多囊卵巢综合征（PCOS）患者，或伴有与胰岛素抵抗相关的临床状态（如颈部、腋窝等部位出现黑棘皮征），胰岛素抵抗是这类人群的核心病理特征。

什么是“糖尿病前期”

糖尿病前期是介于正常血糖状态与糖尿病之间的过渡阶段，包含空腹血糖受损和糖耐量异常两种情况，是糖尿病防控的关键窗口期。

1. 空腹血糖受损的判定标准　空腹血糖水平处于6.1～7.0mmol/L，且经75g葡萄糖负荷试验后，2小时血糖低于7.8mmol/L，即符合空腹血糖受损的定义。这里的“空腹”指至少禁食8小时后测得的血糖值，能更准确反映基础血糖调节能力。

2. 糖耐量异常的判定标准　空腹血糖处于正常范围（低于6.1mmol/L），但经75g葡萄糖负荷试验后，2小时血糖在7.8～

11.1mmol/L之间，属于糖耐量异常。该指标主要反映身体对进食后血糖的调节能力，结果异常提示胰岛素介导的血糖代谢功能已出现轻度损伤。

小贴士：古代有糖尿病足吗

中医学对糖尿病足的认知由来已久。古代医书中虽无“糖尿病足”这一用语，但结合其典型症状，可在诸多古籍中找到对应记载，这类病症多归属于“脱疽”“脱痈”“脉痹”等范畴。

“脱疽”一词最早见于《黄帝内经·灵枢》，书中记载：“其状赤黑，死不治；不赤黑，不死。治之不衰，急斩之，不则死矣。”当时医家已观察到患病的脚若呈赤黑色，往往预后极差；若未出现赤黑症状，仍有治疗余地；若治疗后病情无改善且濒临赤黑状态，需要紧急截肢，否则会危及生命。

经过长期实践，中医学已形成针对这类病症的独特理论体系与有效治疗方法，至今对糖尿病足的临床诊疗仍有重要指导和借鉴价值。

糖尿病足的分类

糖尿病足（diabetic foot，DF）的最新定义为：糖尿病患者因下肢神经病变和/或外周动脉病变，引发足踝部以远组织出现感染、溃疡或深层组织破坏的病变。其发病并非单一因素导致，而是缺血、神经病变与感染三者协同作用的结果，三者相互影响，共同加重足部损害。

1. 按照病因分类　根据糖尿病足发病的核心病理因素，可分为神经性溃疡、缺血性溃疡及神经-缺血性溃疡（混合型溃疡）三类。

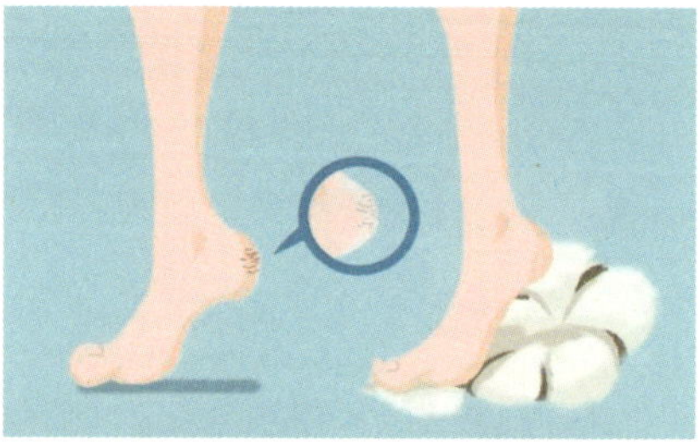

足部皮肤干裂、踩棉花感

神经性溃疡：此类溃疡的病理基础是周围神经病变，下肢血液循环通常保持良好，神经病变在病情发展中起决定性作用。由于感觉神经受损，患者足部常出现麻木感、皮肤干燥，痛觉反应明显减弱甚至消失，但可清晰触及足背动脉搏动。

合并周围神经病变的足部，主要有两种结局：一是形成神经性溃疡，多发生于足底承重区域，与长期足底压力分布异常导致的局部组织损伤密切相关；二是引发神经性关节病，即临床常见的沙尔科关节（Charcot joint），表现为关节结构破坏、畸形及功能障碍。

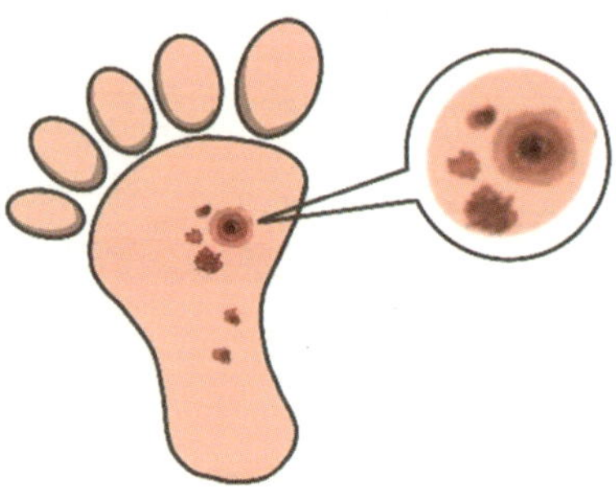

足底压力分布异常导致神经性溃疡

小贴士：什么是沙尔科关节

沙尔科关节，是一种严重的糖尿病足慢性进行性并发症。在糖尿病患者中其患病率约0.4%，患病超10年的中年糖尿病患者风险更高。该病好发于前脚掌和中足，脚后跟受累最少见。

1. 病因　①先天性：脊柱裂、脑膜脊膜膨出；②代谢性：糖尿病周围神经病变；③脊髓疾病：脊髓空洞症；④感染性：梅毒、麻风病（汉森病）；⑤其他：酒精中毒、帕金森病、结节病、类风湿关节炎、银屑病等。

2. 疾病发展与诊断　疾病发展分为四个阶段，即炎症期、碎裂期、聚结期、固结期。初期以足红、肿、热为特征，但因神经病变而无疼痛，常由轻微创伤诱发（炎症期）；继而骨骼变脆、骨折，中足关节破坏致足弓塌陷（碎裂期）；随后红肿消退但水肿持续，出现骨赘或游离体（聚结期）；最终形成不可逆的“摇杆底足”畸形（固结期）。

该病易被误诊为扭伤、痛风、蜂窝织炎等。X线是初始检查手段，可显示骨结构、骨折等，但早期敏感性低。若X线检查结果为阴性，需保护患足并进一步行MRI检查。MRI能早期发现软组织水肿、关节积液等细微病变，诊断价值更高。

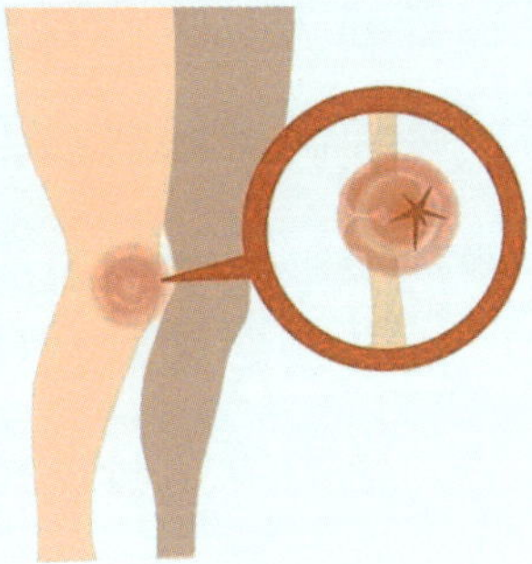
沙尔科关节

缺血性溃疡：该类溃疡由下肢外周动脉病变引发，核心是肢端血液供应不足，且不合并神经病变。因动脉粥样硬化、血栓形成等导致血管管腔狭窄或闭塞，肢端组织缺血缺氧，进而出现溃疡、坏疽，患者常伴有下肢发凉、皮肤苍白等缺血表现。

神经-缺血性溃疡（混合型溃疡）：这是临床中较为常见的类型，患者同时存在周围神经病变和外周血管病变双重病理改变，足背动脉搏动通常减弱甚至消失。由于神经感觉障碍与血液供应不足并存，足部常表现为发凉，可伴随间歇性跛行（行走时因下肢疼痛而被迫止步休息）或静息痛（休息时仍感下肢疼痛），溃疡与坏疽的发生率及严重程度均高于单一病因类型。

2. 按病变性质分类　依据糖尿病足病变组织的局部病理表现，可分为湿性坏疽、干性坏疽和混合性坏疽三种类型。

湿性坏疽：这是临床最常见的糖尿病足类型，约占糖尿病足患者的 75%。主要诱因是肢端动静脉同时受阻导致的循环障碍，叠加微循环灌注不足，且常合并周围神经病变，皮肤屏障功能受损后易继发损伤、感染及化脓。局部典型表现为红、肿、热、痛及功能障碍，感染扩散后病情进展迅速，严重时可出现发热、乏力等全身不适症状，甚至引发毒血症或败血症，危及生命。

干性坏疽：此类病变发生率较低，仅占糖尿病足患者的

5%。其病理机制是糖尿病患者肢端动脉及小动脉发生粥样硬化，导致血管管腔狭窄，也可因动脉血栓形成使血流逐渐或骤然中断，动脉供血受阻的远端肢体组织因缺血缺氧而发生干性坏疽，病变部位多表现为皮肤干燥、发黑、质地坚硬，感染风险相对较低。

混合性坏疽：发生率略高于干性坏疽，约占糖尿病足患者的 1/6。病变特征为同一肢端的不同部位同时存在干性坏疽与湿性坏疽：一处因动脉阻塞导致血流中断而形成干性坏疽，另一处则因合并感染、化脓而表现为湿性坏疽。混合性坏疽通常病情较重，溃疡及溃烂部位多、面积大，常累及全足。当感染扩散时，可出现全身炎症反应，易发展为毒血症或败血症，临床治疗难度较大。

糖尿病足的分级

目前临床上广为接受的分级方法主要有 Wagner 分级和 Texas 分级。

糖尿病足的 Wagner 分级

分级	临床表现
0 级	有发生足溃疡的危险因素，但目前无溃疡
1 级	足部表浅溃疡，无感染征象，主要表现为神经性溃疡
2 级	较深溃疡，常合并软组织感染，无骨髓炎或深部脓肿
3 级	深部溃疡，有脓肿或骨髓炎

续表

分级	临床表现
4 级	局限性坏疽（趾、足跟或前足背），特征表现为缺血性坏疽，通常合并神经病变
5 级	全足坏疽

糖尿病足的 Texas 分级

分级	特点	分期	特点
0 级	足溃疡史	A 期	无感染和缺血
1 级	表浅溃疡	B 期	合并感染
2 级	溃疡累及肌腱	C 期	合并缺血
3 级	溃疡累及骨和关节	D 期	感染和缺血并存

中医对于糖尿病足有哪些认识

糖尿病患者易并发的足部病变，在中医学中被称为“脱疽”。这一病症并非现代医学新发现，早在《灵枢·痈疽》中，就已有关于其临床表现的明确记载，体现了中医对该病的认知历史悠久。

从发病人群与部位来看，脱骨疽好发于三类人群，即青壮年男性、老年群体以及糖尿病患者。发病部位多集中在四肢末端，尤其以下肢更为常见。其病情发展具有鲜明的阶段性特征：初期典型表现为肢体发凉、怕冷、肤色苍白、麻木不仁，部分患者会出现间歇性跛行，同时伴随皮肤营养障碍；病情进展后，肢端会出现剧烈疼痛，病程日久则患趾（指）颜色发黑，进而形成溃疡、坏疽，严重时甚至会出现趾（指）节脱落。

由于受限于古代的诊疗条件，古人对糖尿病足的病理机制认识相对浅显，因此往往难以做到早期干预。多部古代医学典籍曾描述过这种疾病的凶险病程：元代《丹溪心法》中记载“脱疽生于足指间，初生如粟黄泡一点，皮色紫黯，犹如煮熟红枣，黑气蔓延，腐烂延开，五指相传，甚则攻于脚面……”生动还原了糖尿病足的典型发展过程——初期在脚趾间出现粟米大小的黄疱，随后皮肤颜色转为紫暗，状如熟枣，病情持续进展则发黑、腐烂，溃烂范围逐渐扩大，从单个脚趾蔓延至全足。宋代《卫生家宝》中更明确提及“消渴病人足膝发恶疮，至死不救”，这里的“消渴病”便是中医学对糖尿病的称谓，这句话直接点出了糖尿病患者并发足部恶疮后的致命风险。这些记载共同表明，古代医家已清晰认识到糖尿病足若未能及时医治，会引发严重的全身病变，最终危及生命。

从中医病机来看，糖尿病足的发生是内外因共同作用的结果。当糖尿病患者存在饮食不节、情志失调、劳逸过度等内在因素，同时叠加自身阳气不足、气血亏虚的体质基础，再受到足部受寒、外伤等外界刺激时，就极易诱发消渴病脱疽。其病机可概括为本虚标实——“本虚”指的是气血阴阳亏虚，“标实”则是痰浊、瘀血、湿邪等病理产物阻滞经络。具体而言，病情发展主要有两种路径：一是体内热毒、湿热、瘀血相互交织积聚，日久则化腐成脓，引发足部溃烂；二是瘀血阻滞经络、气血生化不足，导致足部皮肉筋骨失去气血津液的濡养，逐渐干枯发黑，形成坏疽。

这些致病因素的作用机制十分明确：长期过量食用肥甘厚味、醇酒辛辣等食物，会加重脾胃运化负担，导致体内湿热之邪滋生；长期处于生气、焦虑等不良情绪中，精神刺激日久则会郁而化火，火热之邪耗伤人体津液，进一步加重热毒聚结；长期劳逸过度则会耗伤精气，日久必然导致气血亏虚，为疾病发生埋下隐患。

中医理论中还有“四肢为诸阳之本，得阳气而温”的论述，这句话的核心含义是四肢是人体阳气运行的关键部位，依赖阳气的温煦作用维持正常功能。由此可见，若糖尿病患者本身阳气不足，四肢失于温煦，再遭遇外界寒冷刺激，就会出现双重影响——阳气亏虚则推动气血运行的动力不足，寒冷侵袭则会导致气血凝滞不畅，两者叠加使四肢气血长期瘀滞不通，进而形成瘀血。当足部被瘀血阻滞，新血无法正常濡养局部组织，再加上患者本身气血亏虚，足部组织失养的问题进一步加剧，日久便会发展为脱疽。

基于上述病机特点，糖尿病患者在日常生活中做好预防护理至关重要。中医强调“未病先防”，具体措施包括：①严格节制饮食，避免食用甘甜、生冷、辛辣食物，饮食以清淡为主，远离油腻食物，同时戒烟、戒酒；②注意患肢护理，保持患肢放平保暖，避免外伤，选择宽松舒适的鞋袜，防止局部挤压；③日常保持足部皮肤清洁，适当进行肢体功能锻炼，促进气血运行，从根本上降低糖尿病足的发病风险。

糖尿病足的中医辨证

糖尿病足是糖尿病常见的严重慢性并发症之一，其病情进展与肢体血运、感染状态密切相关。中医结合足部有无溃疡、感染及组织坏死情况，将糖尿病足分为 0～4 级，不同级别对应明确的中医证型。

1. 0 级　气虚血瘀，脉络痹阻。此阶段特征为局部畏寒发凉、刺痛麻木，尤其在夜间或遇寒时症状加重。这是糖尿病日久耗伤正气，气虚无力推动血行，导致血脉瘀滞、经络不通，肢体失于温养所致。

2. 1～4 级　当足部出现开放性创面或感染时，即进入 1～4 级，根据病情活动状态进一步分为急性期与缓解期。

急性期：热毒壅盛证。多因足部外伤（如擦伤、挤压伤）后，邪毒侵袭引发感染，常见于感染初期。典型表现为足部红肿灼热、疼痛剧烈，创面可见大量脓性分泌物，严重时伴随局部组织坏死。

缓解期：本虚为主，余邪未尽。表现为足部红肿消退、疼痛减轻，创面脓性分泌物消失（或仅少量清稀渗出液），坏死组织逐渐脱落，新鲜肉芽组织开始生长。

糖尿病足的中医治疗原则

糖尿病足的发生发展始终遵循本虚标实的病机特点：气血阴阳亏虚是发病基础，而热、毒、湿、瘀、痰等病理产物是病情进展的关键诱因，这些病理因素相互交织，导致病情复杂、迁延难愈。基于此病机，中医治疗强调“分期论治、内外合参”，核心是灵活运用消、托、补三法。

在感染早期（脓未成或脓排出不畅），以消法（清热解毒，消肿散结）为主，辅以托法（托毒外出）和补法（扶助正气）；在恢复期（脓已排净、肉芽生长），则以托法、补法为主，辅以消法清除残余邪毒，最终实现“邪气得泄，气血充盛，创面愈合”的目标。

为什么糖尿病患者易患糖尿病足

糖尿病足的发生并非单一因素导致，而是长期血糖控制不佳引发的多系统病变共同作用的结果，风险源于下肢血管病变、神经病变及皮肤防御能力下降，再叠加代谢紊乱等危险因素，最终显著增加足病风险。

1. 血管与神经的双重损伤 长期高血糖会持续侵蚀下肢血管和神经，形成双重损伤。

一方面，下肢动脉会出现慢性缺血病变。随着病情进展，血管逐渐狭窄甚至闭塞，足部或小腿会先出现发凉、皮肤颜色异常（变白或发紫）等症状，进而发展为间歇性跛行——行走一段距离后下肢乏力、酸痛，休息后才能缓解。严重时会出现静息痛、夜间痛。若血管完全闭塞，足部皮肤及深层组织会因缺血而自发性破溃、坏死。

另一方面，下肢神经病变会从多维度破坏足部保护机制，主要涉及运动神经、自主神经和感觉神经。①影响足部肌肉的正常张力，导致肌肉萎缩，进而引发足畸形，使足底出现异常受力点，增加局部损伤风险；②导致皮肤泌汗功能减退，足部皮肤干燥、皲裂，屏障功能受损，易被细菌侵袭引发感染；③足部保护性感觉丧失，对外部压力、异物摩擦、冷热刺激的反应和抵御能力下降，即使受伤也可能毫无察觉，进而形成难以愈合的溃疡。

同时，高血糖本身会降低足部皮肤的局部抵抗力，使皮肤更易合并湿疹、足癣、霉菌感染等皮肤病，进一步削弱皮肤防御能力。

2. 代谢紊乱与不良生活习惯 糖尿病常伴随多种代谢异常，这些都是糖尿病足的重要危险因素。①营养代谢异常：如低白蛋白血症、贫血、高尿酸血症、肥胖等；②脂代谢异常：如高甘油三酯、高胆固醇、低高密度脂蛋白胆固醇、高低密度脂蛋白胆固醇等。

此外，临床研究发现，血清胆红素、胱抑素 C 及纤维蛋白原水平也与糖尿病足的发病及严重程度密切相关。值得注意的是，男性糖尿病患者中常见的吸烟习惯，虽不直接引发糖尿病足，但会显著加重周围动脉疾病，而下肢动脉病变正是缺血性糖尿病足的直接诱因。

如何早期发现糖尿病足的预警信号

糖尿病足早期症状隐匿，容易被忽视，但通过观察皮肤状态、感觉变化、运动表现及骨骼肌肉改变，可及时捕捉异常信号。

1. 皮肤状态　足部皮肤是最易观察的部位，早期可能出现色素沉着（呈暗紫色），指甲变厚、变硬，皮肤干燥、无汗，瘙痒、脱屑，触摸时可发现皮肤温度异常（升高或降低）。若病情进展，会出现肿胀发红、水疱、皮肤裂缝或浸渍（皮肤因潮湿而发白、变软）。

2. 感觉变化　是神经病变的典型表现，早期以手足末梢麻木、疼痛为主，疼痛多为刺痛、烧灼痛或静息痛，且常在夜间加重。感觉神经受损，痛觉、温度觉、触觉、位置觉等浅感觉会逐渐减退，严重时甚至完全丧失，患者可能因感觉不到热水温度而被烫伤，或因忽视轻微外伤而导致皮肤破溃。足部冰凉是早期供血不足的常见感受，需要警惕血管病变。

3. 运动表现　早期因下肢动脉供血不足，患者行走短距离后会出现下肢乏力、小腿酸痛、脚踩棉花般的虚浮感，休息数分钟后症状可缓解，再次行走又会重复出现（间歇性跛行）。这是下肢动脉硬化闭塞的早期特征，需要及时干预。

4. 骨骼肌肉改变　由于肢端长期供血不足、营养缺乏，足部肌肉会逐渐萎缩，加上行走时受力不均匀，足底易形成厚硬的胼胝（老茧），长此以往会诱发弓形足、爪状趾等关节变形，进一步增加足部损伤风险。

糖尿病足神经病变有哪些具体表现

糖尿病足神经病变特指在排除其他神经损伤原因（如其他影响神经功能的疾病）后，糖尿病患者出现的神经功能障碍的症状或体征，具体表现在汗液分泌、感觉异常和肌肉骨骼变形三个方面。

1. 汗液分泌异常　自主神经受损后，足部汗液分泌功能会减弱甚至丧失，导致皮肤长期处于干燥状态，进而出现皲裂、干枯，失去正常的润滑和保护作用，细菌更易侵入而引发感染。

2. 感觉异常　感觉神经受累时，患者会出现多种异常感受：早期以刺痛感、灼痛感为主；随病情进展，会出现典型的“袜套样改变”——手脚接触物品时，感觉像隔着一层手套或袜子，麻木感明显，敏感度显著降低；行走时会有脚踩棉花的虚浮感，难以感知地面平整度，易摔倒或扭伤。

3. 肌肉骨骼变形　运动神经受损导致足部肌肉萎缩，支撑力和张力失衡，长此以往会形成弓形足、锤状趾、爪形趾等足部畸形。这些畸形会进一步改变足部受力结构，增加局部压力，诱发溃疡等严重问题。

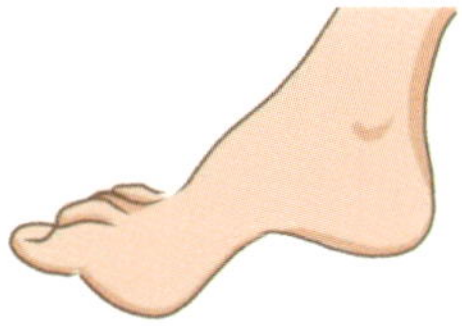

弓形足

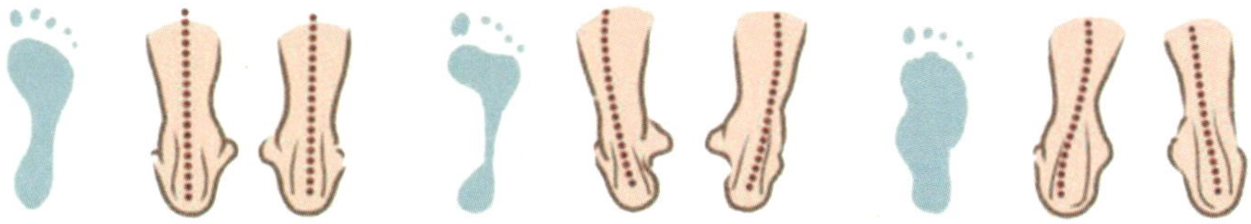

正常足　标准受力　弓形足　外侧受力　扁平足　内侧受力

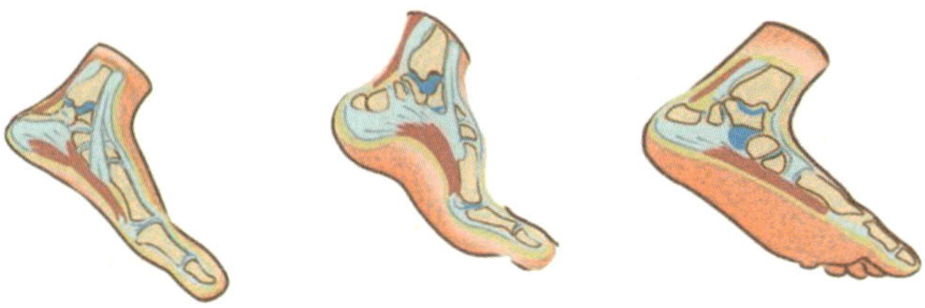

正常足　弓形足　扁平足

正常足、弓形足和扁平足

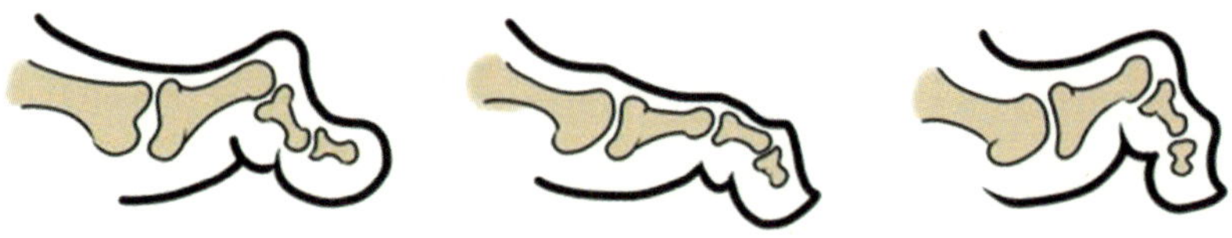

锤状趾　槌状趾　爪状趾

锤状趾、槌状趾和爪状趾

小贴士：糖尿病足有缓解期吗

糖尿病足没有统一的缓解期定义，但规范治疗后可进入病情稳定阶段。糖尿病足的核心病理特征是神经、血管病变叠加压力异常、感染等因素，属于慢性并发症。

经正规治疗后，创面愈合、感染控制、症状减轻，且血糖与下肢循环稳定时，可视为病情处于稳定状态。这种稳定状态需要持续维护，否则易因血糖波动、护理不当等导致病情再次恶化。

稳定状态的维持要点如下。

- 严格控制血糖、血压、血脂，遵医嘱规律用药，避免代谢指标波动。
- 坚持足部护理，穿合适的鞋袜，避免外伤、感染，定期进行足部检查。
- 持续改善下肢循环，必要时遵医嘱服用营养神经、改善循环的药物。
- 避免创伤性操作，不自行修脚、针灸，出现微小创面及时就医处理。

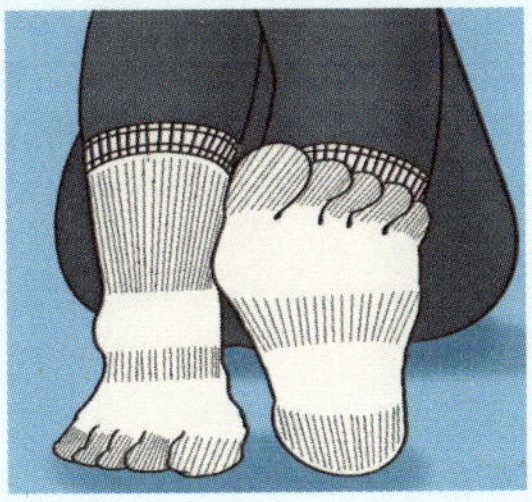

穿棉质吸汗的五指袜

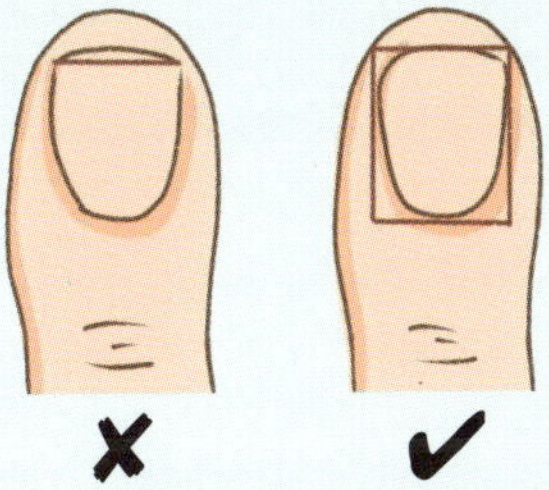

错误和正确的指 / 趾甲修剪示意

为什么说糖尿病足现状严峻

糖尿病足是糖尿病极具危害性的慢性并发症，其危害程度远超公众认知，相关数据触目惊心。

从全球范围来看，糖尿病足已成为非外伤性截肢的首要诱因——每 20 秒就有 1 人因糖尿病足接受截肢手术，每年全球因此截肢的总人数超过 100 万。《新英格兰医学杂志》的权威研究数据显示，19%～34% 的糖尿病患者会发生糖尿病足溃疡；更值得警惕的是，糖尿病足患者截肢后 5 年病死率超过 70%，若合并肾病透析，截肢后 2 年病死率更是高达 74%。极高的致残率与致死率，使得糖尿病足的死亡风险甚至超过多种恶性肿瘤，因此它也被医学界称为"癌症等危症"。

糖尿病足有哪些危害

糖尿病足的危害具有渐进性特点，早期干预效果显著，但忽视则可能引发灾难性后果。在病变早期，若能及时接受专业医疗干预和规范处理，多数足部病变可好转甚至痊愈。然而现实中，不少患者及家属对足部出现的小创面和轻微破损重视不足，仅在家自行进行不规范消毒，未到医院接受专业评估与治疗。这种错误做法往往导致创面不仅无法愈合，还会持续扩大、加深，最终引发严重后果。

糖尿病足发展到中晚期，可能面临的首要危险就是截肢——截肢平面从足趾到大腿根部不等，具体取决于足病损害的位置、范围及严重程度。更严重的是，部分患者因延误治疗，送至医院时已处于危重状态，全身功能极差，彻底失去最佳救治时机，最终导致死亡。

糖尿病足为何治疗花费高、住院时间长

糖尿病足之所以成为糖尿病患者的“经济与健康双重负担”，原因在于其发病机制复杂、治疗难度大、多学科协作需求高的特点，具体可从患者自身与医疗两方面分析。

从患者自身层面来看，认知与行为误区是重要诱因。糖尿病足患者多为老年人，部分群体存在经济条件有限、文化水平不高、治疗依从性差等问题，导致病情反复延误。例如，有些患者仅在门诊开具降糖药，却忽视了血糖的长期稳定控制，也不重视糖尿病慢性并发症的定期筛查与预防，这种“只控药不控糖、重治疗轻预防”的做法，相当于无效管理。还有部分患者因卫生习惯不佳引发足部感染，直到发展为合并感染的糖尿病足才寻求正规治疗，此时往往已伴随血管病变，部分患者甚至出现严重感染或坏疽，治疗难度大幅增加。

从医疗层面来看，糖尿病足的救治具有高度专业性。糖尿病足感染本质上属于严重外科感染，多数患者需要紧急手术清创以控制感染扩散；同时，其治疗涉及血糖调控、神经修复、

血管干预、感染控制等多个维度，必须依赖内分泌科、骨科、创伤外科、感染科等多学科团队协同诊疗。这种“多学科协作 + 紧急手术 + 长期康复”的治疗模式，自然导致治疗花费高、住院时间长的现实问题。

糖尿病足的危险因素有哪些

糖尿病足的发生是“基础疾病 + 诱发因素”的叠加效应，以下几类因素最为关键。

1. 患糖尿病的年龄和病程　临床研究已明确，糖尿病足的风险会随年龄增长和病程延长而显著升高。数据显示，60 岁确诊糖尿病的患者，其足部病变风险远高于 40 岁确诊的患者；病程超过 10 年的患者，足部并发症发生率是病程 5 年以内患者的 3 倍以上。这是因为长期高血糖对血管、神经的损伤具有累积效应，时间越长，足部防御能力越弱。

2. 代谢指标控制情况　血糖、血压、血脂、尿酸等代谢指标，是糖尿病足的“晴雨表”。若这些指标长期处于紊乱状态，会加速下肢血管硬化、神经变性，相当于为糖尿病足“铺路”；反之，通过规范治疗将代谢指标控制在合理范围内，能使足部病变风险降低，是预防糖尿病足的重要手段。

3. 吸烟及酗酒　吸烟是糖尿病足的独立危险因素，烟草中的尼古丁会直接收缩外周血管，导致足部供血量减少，同时损伤血管内皮，诱发血栓，使截肢风险增加。酗酒则会增加男性糖尿病患者足溃疡的发生率。

4. 足部的病理问题　足部的三大病理问题是糖尿病足的直接诱因：一是糖尿病周围神经病变，二是周围血管病变，三是足部畸形。此外，有过足溃疡病史的患者，再次发病的概率增加，属于重点防护人群。

糖尿病足有哪些常见情况及干预措施

根据病变的严重程度，糖尿病足可分为低危足、高危足、坏疽足和溃疡足，不同类型的干预措施差异显著。

1. 低危足　指未出现糖尿病神经病变、血管病变、足部畸形，且无足部损伤史的情况。这类患者的核心任务是做好日常护理：每日用35～37℃温水洗脚（水温以手背或前臂内侧试温不烫为宜），洗后用柔软的毛巾擦干，尤其注意擦干足趾缝；选择宽松、透气、鞋底有弹性的鞋袜，避免穿尖头鞋、高跟鞋；趾甲修剪应平齐，避免剪破甲沟。

2. 高危足　因长期血糖波动导致下肢血管或神经损伤，足部已具备溃疡、感染的“土壤”。只要糖尿病患者出现下肢神经病变（如足部麻木、感觉减退）或血管病变（如足部发凉、足背动脉搏动减弱），即可判定为高危足。若同时合并足畸形、胼胝（老茧）、肾衰竭等问题，病变风险会进一步提升。这类患者应每月进行足部检查，定期做下肢血管超声和神经电生理检查，及时发现早期异常。

3. 溃疡足　主要指糖尿病患者已出现如甲沟炎、脚气感染等造成的足部感染、化脓、溃烂等症状。其发病与五大因素相关，其中神经病变（感觉、运动、自主神经功能异常）和血管病变是核心，此外循环障碍、免疫力下降、皮肤生长因子（IGF-1）减少会加重病情。

4. 坏疽足　这是糖尿病足最严重的阶段，本质是足部严重感染引发的组织坏死，常见致病菌包括革兰氏阳性球菌、产气荚膜杆菌、厌氧菌等，常表现为足部发黑、恶臭，皮肤和骨骼功能完全丧失。根据感染特点，坏疽可分为干性（缺血为主，组织干燥坏死）、湿性（感染为主，创面渗液多）和混合性三类。一旦发生坏疽，截肢是挽救生命的必要手段，若延误治疗，感染会通过血液扩散引发败血症，死亡率极高。

什么是糖尿病足的高危人群

以下七类人群属于糖尿病足的高危群体，应该加强自我管理：①糖尿病病程超过 10 年，血管相关指标长期控制不佳者；②合并糖尿病周围血管病变、糖尿病肾病、糖尿病视网膜病变者；③吸烟的糖尿病患者；④足部存在鸡眼、老茧或畸形的糖尿病患者；⑤有足溃疡史的糖尿病患者；⑥老年或无法自行检查足部情况的糖尿病患者；⑦缺乏糖尿病足防护知识，日常护理不当的糖尿病患者。

小贴士：尿毒症透析患者更容易出现糖尿病足吗

研究数据显示，约 10% 的尿毒症透析患者已接受过截肢治疗，每年还有约 4% 的透析患者因足部病变需要截肢。50%～60% 的透析患者存在外周血管和神经病变，同时伴随免疫功能低下、低白蛋白血症、足趾脂肪垫缺失、局部压力增加、外周血管钙化、慢性炎症反应等问题。其中，糖尿病合并尿毒症透析患者的血管钙化发生率更高、程度更重，加之足部血供不良、肾性贫血等复杂情况，其糖尿病足患病率远高于未合并尿毒症的糖尿病患者。

值得注意的是，尿毒症透析患者合并糖尿病足时，创面诊治难度极大。肾功能不全、严重血管病变等问题会明显阻碍创面愈合。因此，这类患者必须强化足部保护意识：日常密切监测血糖，积极控制糖尿病并发症；选择宽松舒适的鞋袜，每日仔细检查足部有无破损；一旦发现足部破溃、感染等异常情况，应立即前往专业的糖尿病足诊治中心就诊，避免病变进一步加重而危及生命。

为什么说高弓足、扁平足是糖尿病足的隐形风险

1. 什么是高弓足与扁平足　足弓是脚背向上拱起的生理结构，具有缓冲震荡、维持站立行走稳定性的作用。高弓足表

现为足弓异常升高，常伴随脚趾爪形畸形和足部短缩；扁平足则是足弓低平或消失，站立时足弓塌陷，易出现足部疲劳、疼痛。

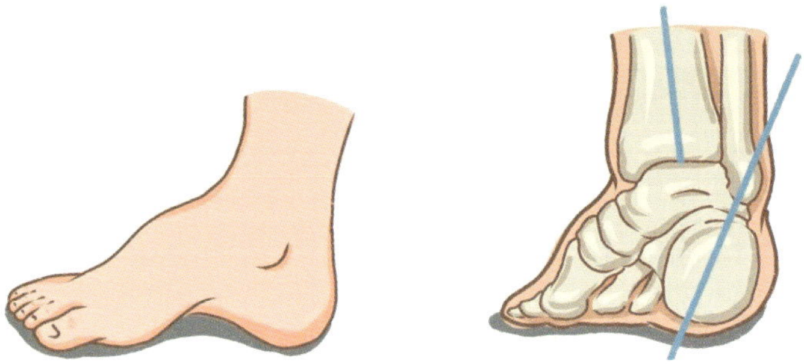

高弓足

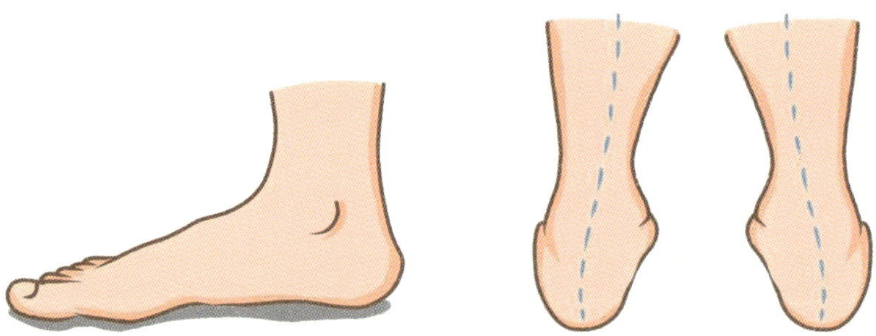

扁平足

2. 为何糖尿病患者要警惕足弓畸形 足弓畸形会导致足底压力分布异常、某些区域（如足跟、前足外侧）压力升高，穿鞋时易与鞋内摩擦形成皮损，进而发展为溃疡。

值得注意的是，糖尿病患者本身就易发生足部畸形——长期高血糖导致的下肢神经病变，会使足部感觉减退，对烫伤、刺伤等损伤缺乏保护反应，反复创伤后局部肌腱、肌肉功能失衡，骨骼牵引异常，久而久之就会引发足部畸形。

3. 干预建议　糖尿病患者若存在足弓畸形，应选择定制的矫形鞋垫或专用糖尿病鞋，通过分散足底压力来减少损伤；日常避免穿硬底鞋、拖鞋行走，防止足部磕碰。若畸形严重导致疼痛或影响行走，应及时到骨科或足病专科接受矫形治疗，避免畸形加重诱发或加重糖尿病足。

哪些全身情况可能引起糖尿病足

糖尿病足的发生是全身因素与局部因素共同作用的结果，明确具体诱因，才能从源头做好防护。

1. 全身因素　主要通过影响血管功能、神经感知和免疫状态，为足部病变创造条件。

年龄与病程：临床研究证实，糖尿病足溃疡的发生率与年龄、病程呈正相关。随着年龄增长，血管弹性下降、神经退行性改变加剧；病程越长，高血糖对机体的累积损伤越重，不仅溃疡发生率升高，病变严重程度也会显著增加。

下肢血管病变：这是糖尿病足溃疡的关键诱因，涵盖主干血管与微血管病变。高血糖会直接损伤血管内膜，胰岛素抵抗则引发血管收缩，双重作用导致肢体缺血。微血管病变进一步加剧组织缺血缺氧，加速坏死进程。血供不足不仅阻碍创面愈合，还会削弱机体抗感染能力，形成“缺血-感染-更缺血”的恶性循环。

神经病变：作为糖尿病足常见的诱因之一，神经病变会导致足部感觉减退或消失，患者对冷热、疼痛等外界刺激的感知能力下降，甚至被烫伤、刺伤也浑然不觉，自我保护屏障失效，轻微损伤就可能发展为严重溃疡。

代谢指标紊乱：除血糖外，血脂、血压异常同样危险。长期高血糖会促进血管内皮细胞凋亡，产生的糖基化终末产物会导致血管壁增生、管腔狭窄，同时诱发感染；高脂血症会加速下肢动脉粥样硬化，脂质沉积使血管腔变窄，易形成血栓；长期高血压则会降低血管顺应性，减少足部血液供应，导致组织缺血缺氧。

下肢皮肤感染：高血糖状态会抑制机体的免疫功能，使糖尿病患者成为下肢皮肤感染的高危人群，且创面的愈合时间显著延长。

吸烟：烟草燃烧产生的一氧化碳、尼古丁等有害物质，会直接导致血管收缩、痉挛，减少足部组织灌流量，不仅增加足溃疡的发生风险，还会使已发生的溃疡难以愈合。

2. 局部因素　①鞋袜不合脚，长期挤压或摩擦足部皮肤；②足部存在老茧（胼胝）或嵌甲，易引发局部损伤、感染；③足部畸形，如爪形趾、锤状趾、高弓足、扁平足等，导致足底压力分布异常；④患有沙尔科关节，足部关节结构被破坏，易出现创伤；⑤下肢静脉功能不全，血液回流障碍，增加足部肿胀和感染风险；⑥足部真菌感染，皮肤屏障受损，易继发细菌感染；⑦糖尿病周围神经病变导致足部感觉异常，间接增加损伤概率；⑧糖尿病下肢动脉病变，直接减少足部血供，诱发缺血性病变。

足溃疡的高发部位有哪些

足溃疡的发生与局部压力、摩擦、神经病变及血供情况密切相关，以下是糖尿病患者足溃疡的主要高发部位。

1. 前脚掌受压部位　这是压力性溃疡最易发生的部位。糖尿病患者常伴有周围神经病变，导致该区域感觉减退甚至丧失，无法及时感知异常压力。长期受压会使局部逐渐形成胼胝，而胼胝进一步压迫皮下组织，会引发局部血供不良、缺血，严重时可导致组织坏死，最终形成溃疡。

2. 足趾部　部分糖尿病患者因神经肌肉病变，足趾可能变形为爪形趾或锤状趾。这些变形足趾的突出部位在日常活动中极易与鞋袜发生摩擦，不仅容易形成鸡眼，还可能因皮肤破损引发感染，进而发展为溃疡。

3. 足部内外侧　该部位皮肤直接暴露于外界摩擦和潜在外伤风险中，一旦出现皮肤破损或外伤，糖尿病患者因自身血糖高、伤口愈合能力差，极易引发感染并进展为足溃疡。

肌少症和糖尿病足有关系吗

答案是肯定的，肌少症不仅与糖尿病密切相关，更是糖尿病足的重要危险因素。

1. 什么是肌少症　肌少症并非简单的肌肉量减少，而是一种以肌肉量流失为核心，同时伴随肌肉力量下降和/或躯体功能减退的老年综合征。肌肉作为人体运动和支撑的核心组织，承担着行走、攀爬、提重物及维持平衡等重要功能。一旦发生肌少症，患者会出现易跌倒、握力降低、体重下降等问题，不仅生活质量显著下降，还会增加死亡风险。

人体肌肉量在30岁左右达到峰值，50岁后开始逐步流失，到80岁时肌肉量可能减少30%。流行病学数据显示，我国社区老年人群肌少症患病率约为11%，且呈逐年上升趋势；全球糖尿病患者的肌少症合并患病率高达18%，是普通人群的3倍。

2. 如何自我筛查肌少症　普通人群可通过测量小腿最大周长进行初步筛查：若男性小腿最大周长＜34cm、女性＜33cm，提示可能存在肌少症风险，应进一步到医疗机构通过专业检查进行明确诊断，以便尽早通过饮食调整、科学运动等方式干预。

3. 肌少症与糖尿病足的关联机制　研究证实，肌少症是糖尿病足的独立危险因素，与无肌少症的糖尿病患者相比，合并肌少症的患者足溃疡发生率更高、糖尿病足 Wagner 分级更高，截肢风险也显著升高。二者的关联机制如下。

肌肉功能异常：肌少症会导致肌动蛋白合成紊乱，影响肌肉正常生理功能。

受伤风险升高：肌无力导致患者行走姿势异常、平衡能力下降，足部更易受伤。

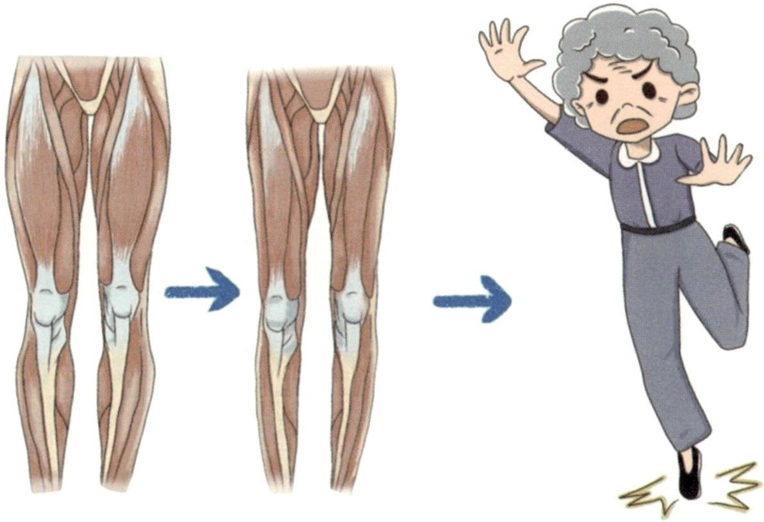

下肢肌肉量逐渐减少导致跌倒

共同病理基础：肌少症与糖尿病足均存在氧化应激、慢性炎症、线粒体功能障碍等潜在病理机制，相互促进病情发展。

同时，糖尿病及其常见并发症（如周围神经病变、周围血管病变）会进一步加重肌肉流失，加速肌少症进展。合并肌少症的糖尿病足患者预后更差，肌少症还会增加糖尿病足截肢患者的死亡风险，临床中应高度重视二者的协同管理。

骨质疏松症患者容易得糖尿病足吗

目前尚无直接研究证实骨质疏松症会直接增加患糖尿病足的风险，但由于骨质疏松症与肌少症关系密切，其会通过关联肌少症而间接提升糖尿病足的风险，同时糖尿病足也会对骨骼健康产生负面影响。

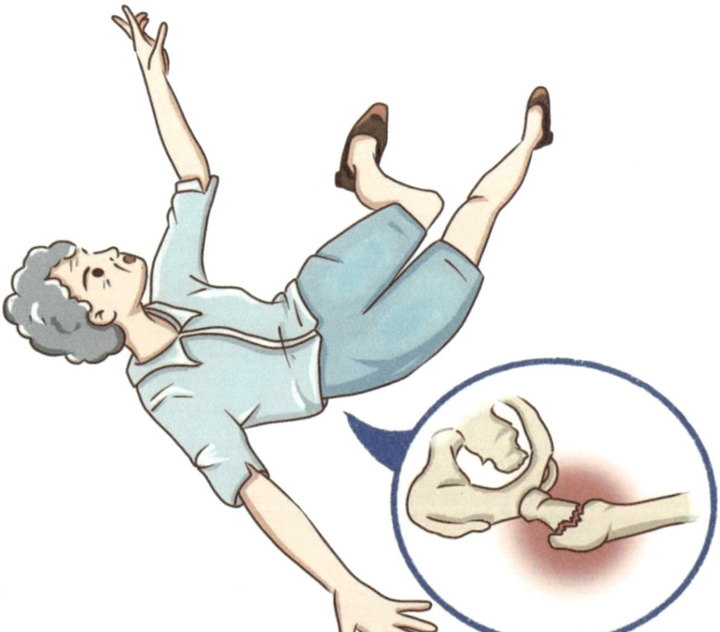

骨质疏松症患者跌倒后容易导致髋部骨折

1. 骨质疏松症与肌少症　骨质疏松症好发于绝经后女性和老年男性，最严重的危害是引发骨质疏松性骨折。虽然它不直接导致糖尿病足，但骨骼与肌肉存在同源性——两者均起源于间充质干细胞，解剖位置邻近，且通过力学刺激和化学信号相互调控。有学者提出，骨质疏松症与肌少症是“同一疾病在不同系统的表现”，甚至将二者合称为“肌少-骨质疏松症”。

这种紧密关联使得骨质疏松症患者极易合并肌少症，而肌少症又是糖尿病足的独立危险因素，因此骨质疏松症患者应格外重视肌少症的筛查，通过早预防、早诊断、早治疗肌少症，间接降低糖尿病足风险。

2. 糖尿病足对骨质疏松的反向影响　糖尿病足会对骨骼健康产生不利影响：研究显示，糖尿病足患者住院 12 周后，髋部及股骨颈骨密度会明显下降；合并沙尔科关节的糖尿病患者，骨质疏松症和骨折风险更高。此外，糖尿病本身就是骨质疏松症的危险因素，合并糖尿病足后患者的活动量减少、营养吸收变差，会进一步加重骨骼疏松。

因此，合并糖尿病足的患者应重视骨质疏松症的筛查与治疗，避免因骨骼健康问题引发骨质疏松性骨折。

糖尿病足、痛风、皮肤癌、静脉性溃疡一样吗

糖尿病足、痛风、皮肤癌和静脉性溃疡虽均常以足部病变为主要表现，部分症状存在相似性，但它们的病理机制、临床表现及治疗方法完全不同，属于四类独立疾病。准确区分这些疾病，是实现针对性治疗的关键。

1. 糖尿病足　糖尿病足是糖尿病的严重慢性并发症，诱因是长期血糖控制不佳，导致下肢远端神经病变、血管病变。这两种损伤共同导致足部防御能力下降，易出现感染、溃疡，严重时可发展为组织坏死，甚至面临截肢风险。治疗方法包括控制血糖、处理创面、预防感染和促进愈合等。

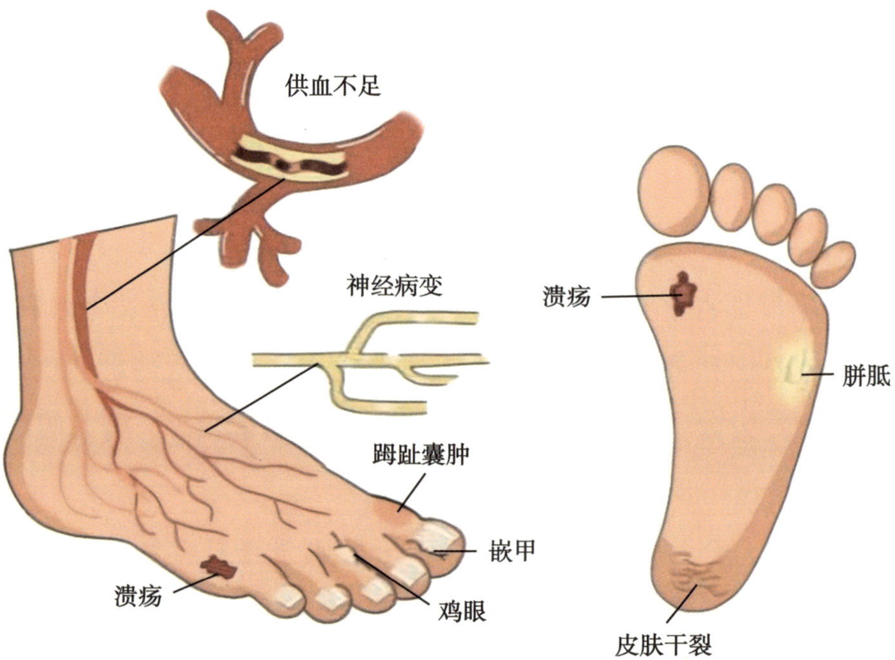

糖尿病足的病因

2. 痛风　是一种嘌呤代谢紊乱导致的代谢性疾病，根本原因是血液中尿酸浓度过高，形成尿酸盐结晶并沉积在关节及周围组织。足部，尤其是蹈趾关节，因温度较低、血液循环较慢，成为结晶沉积的“重灾区”。除足部病变外，长期高尿酸还可能损伤肾脏，引发尿酸性肾病、尿酸性结石等并发症，因此治疗中需要同步关注降尿酸与保护靶器官。

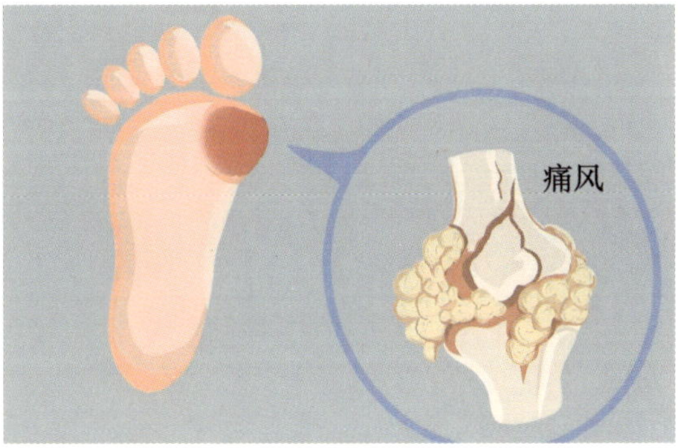

痛风石

痛风急性发作时，沉积的结晶会引发炎症，表现为关节红、肿、热、痛；长期反复发作后，尿酸盐结晶会逐渐聚集成痛风石。当痛风石增大到一定程度，可能压迫、侵蚀周围皮肤，导致足踝部皮肤破溃，类似糖尿病足的表现。但痛风破溃创面有典型特征：可见白色豆腐渣样的痛风石碎屑，且在清除痛风石后，创面愈合速度远快于糖尿病足；不过若尿酸控制不佳，痛风石会再次沉积，导致痛风复发。

3. 皮肤癌　皮肤癌是皮肤细胞发生 DNA 突变导致的恶性肿瘤，致病因素以长期紫外线照射为主，遗传、慢性皮肤损伤、特定地域气候（如强日照的地中海气候）也会增加患病风险。足部，尤其是足底、足背，因长期受压或易暴露，是皮肤癌的潜在发病部位。

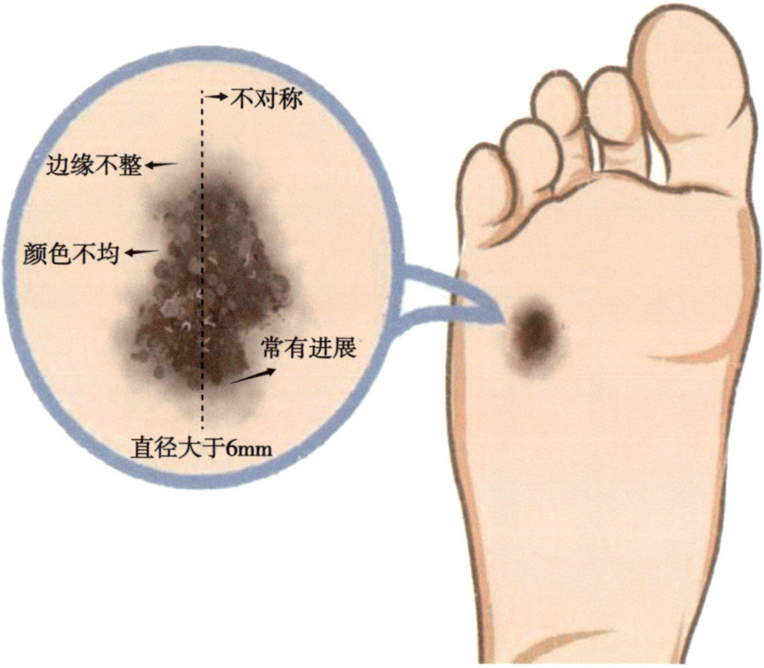

恶性黑色素瘤的特征

临床常见类型包括基底细胞癌、鳞状细胞癌和恶性黑色素瘤。恶性黑色素瘤在足底较为多见，典型表现为棕黑色或杂色肿块，边界不规则、凹凸不平、形状不对称，直径通常超过 6 毫米，且会持续增大。治疗方法主要为手术切除、放射治疗和化学治疗等，视病情和病灶范围不同而定。

4. 静脉性溃疡　静脉性溃疡俗称“老烂腿”，好发于小腿下 1/3 及足部，病因是下肢深静脉瓣膜功能不全。典型特征是病变局限、溃疡边缘清晰、基底平坦，糜烂表面常覆盖半透明黄色渗出物；患肢水肿明显，疼痛轻微甚至无痛，感染风险相对较低。治疗常用可调控弹力绷带、医用弹力袜促进静脉回流，同时进行创面护理以促进愈合，严重者要通过介入或手术修复受损静脉瓣膜。

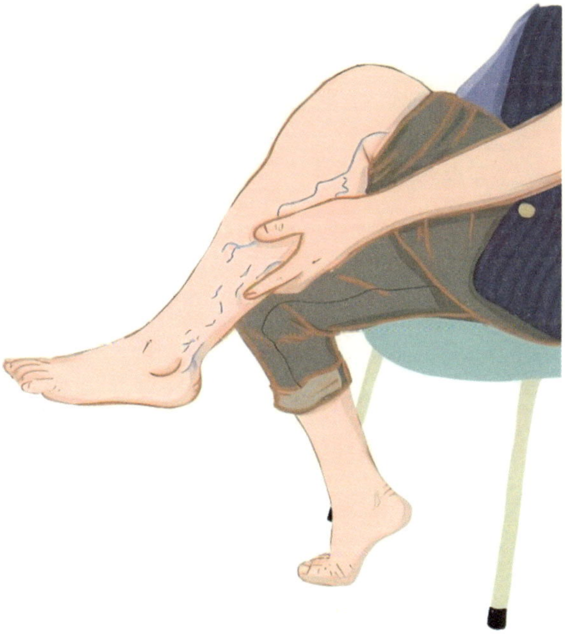

静脉性溃疡

总之，糖尿病足、痛风、皮肤癌和静脉性溃疡是不同的疾病，需要根据不同病因和病理生理机制制订针对性的治疗方案。

第三章

糖尿病足的筛查

糖尿病患者为什么要进行足部筛查

我国糖尿病患病人数众多，权威数据显示，我国糖尿病足的发生率至少为15%，这意味着每20位糖尿病患者中，就有至少3人存在不同程度的足部病变。另据国外学者估计，50%～70%的下肢截肢案例与糖尿病直接相关。因此，糖尿病患者开展早期足病筛查，是预防严重并发症的关键环节。

“预防胜于治疗”在糖尿病足管理中尤为重要。糖尿病足的病变进展往往隐匿，早期发现并干预危险因素，通过精准识别高危足并规范管理，实现“早发现、早诊断、早治疗”，能显著降低足病发生率。这种主动防控模式不仅能让预防效果事半功倍，还可有效降低足溃疡的发生、复发及截肢风险，同时降低医疗负担，提升患者的生活质量。对糖尿病患者而言，坚持“未病先防，已病防变，病后防复”的筛查理念，是守护足部健康的重要原则。

如何确定糖尿病患者的足部筛查频率

足部筛查频率并非“一刀切”，需要结合患者的糖尿病类型、年龄、病程、局部风险因素及并发症情况综合判断。对绝大多数2型糖尿病患者来说，确诊时就应到专业医疗机构完成首次足部筛查；1型糖尿病患者因血糖控制对神经病变影响显著，大型临床研究建议在确诊后第5年启动筛查，此后每年至少筛查1次。

周围神经病变、下肢动脉病变和足畸形是糖尿病足溃疡的主要诱因，《中国糖尿病足防治指南》据此明确了不同风险等级的筛查频率，具体如下。

糖尿病患者足部筛查频率

临床特征	筛查频率
没有周围神经病变	每年 1 次
有周围神经病变	每 6 个月 1 次
有周围神经病变合并周围血管病变和 / 或足畸形	每 3～6 个月 1 次
有周围神经病变、足溃疡病史或截肢史	每 1～3 个月 1 次

我国 50 岁以上糖尿病患者的下肢动脉病变患病率高达 21.4%，且随年龄增长显著上升。因此，所有 50 岁以上、伴有下肢动脉病变风险因素（如吸烟、糖尿病病程超 5 年、心脑血管疾病、血脂异常、高血压）的患者，即便没有神经病变，也应每年至少进行 1 次足部筛查。

需要注意的是，上述频率针对的是专业医疗机构筛查，而糖尿病患者日常可自行开展居家自查，重点关注足部感觉、皮肤颜色及痛温觉是否有异常。一旦发现异常，应立即就医，由专业人员评估，避免病情恶化。

糖尿病足有哪些筛查项目

糖尿病足筛查涵盖居家自查、病史采集和专业检查，对于有足病风险因素的糖尿病患者，针对周围神经病变、血管病变和足病体征的筛查尤为关键。

1. 居家自查　糖尿病患者作为自身健康的第一责任人，应定期开展居家足部自查。建议在光线充足的环境下脱去鞋袜，逐一检查以下内容。

鞋袜适配性：鞋袜是否过紧、有无磨损足部的情况。

足部形态：是否存在足畸形、关节变形、肌肉萎缩。

皮肤状态：颜色是否正常（有无发红、苍白等骤变），是否干燥、皲裂，是否有胼胝（老茧）、嵌甲、水疱或破溃。

病变进展：原有溃疡是否加深、扩大，是否出现红肿、疼痛、肿胀或活动受限。

感染迹象：是否有发热、溃疡流脓等全身或局部感染表现。

2. 病史采集　足部的异常感觉是重要提示，患者应主动告知医生是否存在以下症状：足部麻木、感觉减退、针刺感、烧灼感或蚁行感；走路不稳、有踩棉花的虚浮感；休息时出现足部疼痛、皮肤温度降低等。

若患者有吸烟史、既往足溃疡史、糖尿病视网膜病变、血管手术 / 介入治疗史或透析史等，属于足病高危人群，更应注重病史采集。

3. 专业检查　约 50% 的足病高危患者早期无明显症状，因此不能仅凭自我感觉判断病情，必须依赖专业检查。医务人员会结合实验室检查和辅助检查完成全面评估。

基础代谢指标：空腹 / 餐后血糖、糖化血红蛋白、血脂、

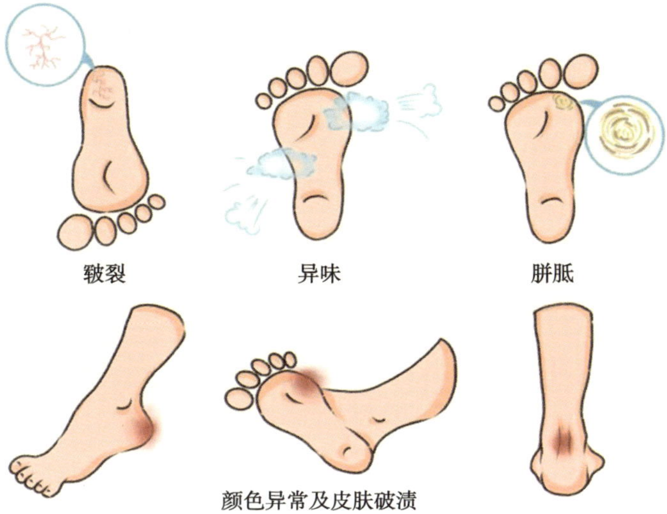

足部是否出现异常

肝功能、肾功能等。

感染与炎症指标：血常规、C 反应蛋白、红细胞沉降率等。

并发症相关检查：尿常规、尿白蛋白 / 肌酐比值（排查肾损伤）、心电图（评估心血管疾病风险）。

足部专项检查：步态分析、足底压力测试，必要时借助神经传导测定、血管超声等设备明确病变程度。

糖尿病足皮肤筛查的重点与方法有哪些

糖尿病足皮肤筛查需要全面覆盖可能诱发溃疡的前期病变，包括皮肤温度、湿度及外观异常。其中，皮肤温度测量是简单有效的评估手段。糖尿病神经病变、血管病变或早期感染都可能导致皮温异常，医务人员、患者及家属均可进行评估，能为早期诊断提供重要依据。

以下皮肤问题也需要高度警惕：嵌甲、水疱、皮肤出血、真菌感染（如足癣），这些不仅是足溃疡的前期表现，更是溃疡发生的强预测因素。《IWGDF 糖尿病相关足病预防和管理指南（2019 版）》明确建议，对这类前期病变应“早识别、早处理”，避免进展为严重足病。

糖尿病足的筛查工具有哪些

足部感觉与神经功能筛查常用工具包括 10g 尼龙丝、128Hz 音叉、叩诊锤、凉温觉检查器及振动感觉阈值仪等。其中 10g 尼龙丝与 128Hz 音叉因操作简便，在基层医疗单位及大规模人群筛查中应用广泛，用于评估糖尿病患者是否存在周围神经病变，以及由此引发的足溃疡、截肢风险。

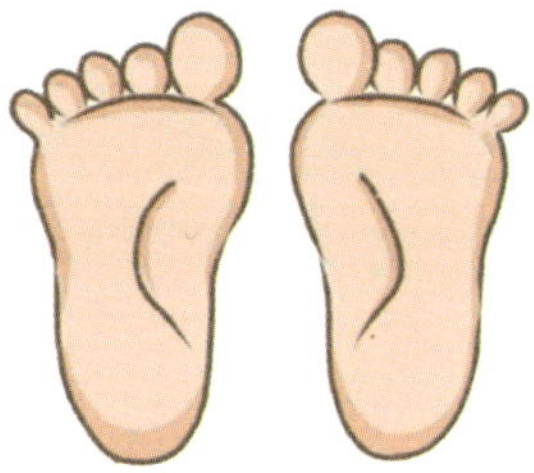

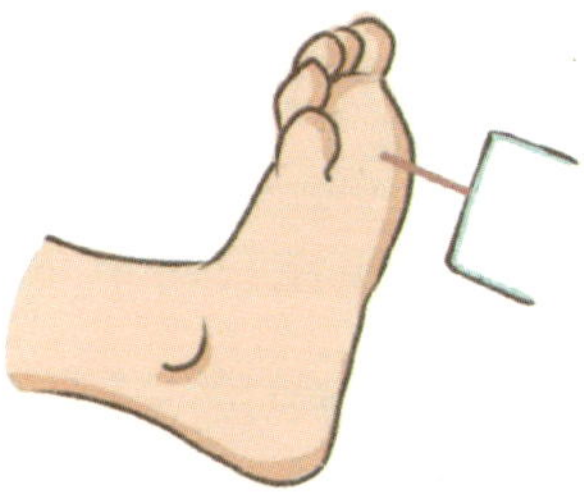

10g 尼龙丝评估足部压力觉示意图

1. 10g 尼龙丝压力觉检查 该方法是临床公认的简易感觉神经评估手段。操作时，将 10g 尼龙丝一端垂直轻触患者第一足趾腹面、足跟及前足掌侧等关键区域，若患者能清晰感知尼龙丝接触并准确说出位置，即为压力觉正常；若无法感知或感知模糊，则提示可能存在周围神经病变，属于糖尿病足高危人群。

注意事项：测定时应避开足底胼胝、溃疡、水疱及硬结等病变区域，但必须包含足趾末端、足跟内侧等溃疡高发部位。

2. 128Hz 音叉振动觉检查　嘱患者闭眼（排除视觉干扰），将已振动的音叉末端轻置于患者双足第一足趾背面的骨隆突处，每侧足趾重复测试 3 次，每次间隔 5 秒以上。若患者 3 次测试中≥2 次无法感知振动或回答错误，即可判断为振动觉缺失，提示周围神经功能受损。

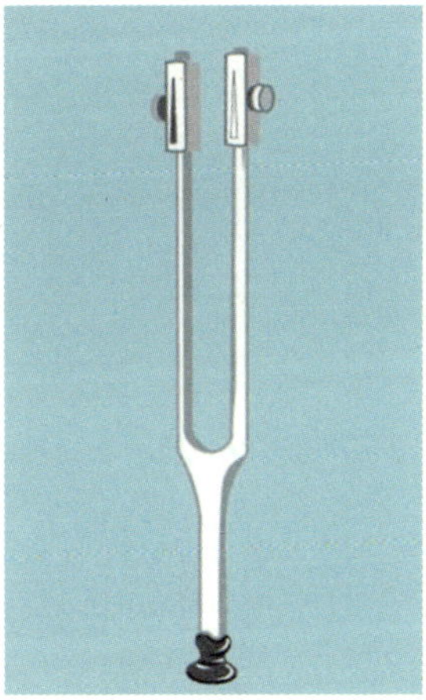

128Hz 音叉

注意事项：该方法属于定性筛查，仅能判断有无异常，无法精确量化损伤程度。

3. 踝肱动脉压指数（ABI）　是诊断下肢血管功能不全的金标准之一，具有简便、易行、可重复的特点，通过对比足踝部血压以及上臂肱动脉血压评估下肢动脉供血情况。

临床意义：正常值范围为 0.9～1.3；0.71～0.89 提示轻度缺血；0.5～0.7 为中度缺血；<0.5 属于重度缺血，此类患者下肢组织因供血严重不足，极易发生坏疽。

注意事项：50 岁以上糖尿病患者应每年常规进行 ABI 检查，实现下肢血管病变的早发现。糖尿病足高危人群常伴有血管壁钙化，进而出现 ABI 假性升高，临床解读时应结合患者的年龄、病史综合判断。

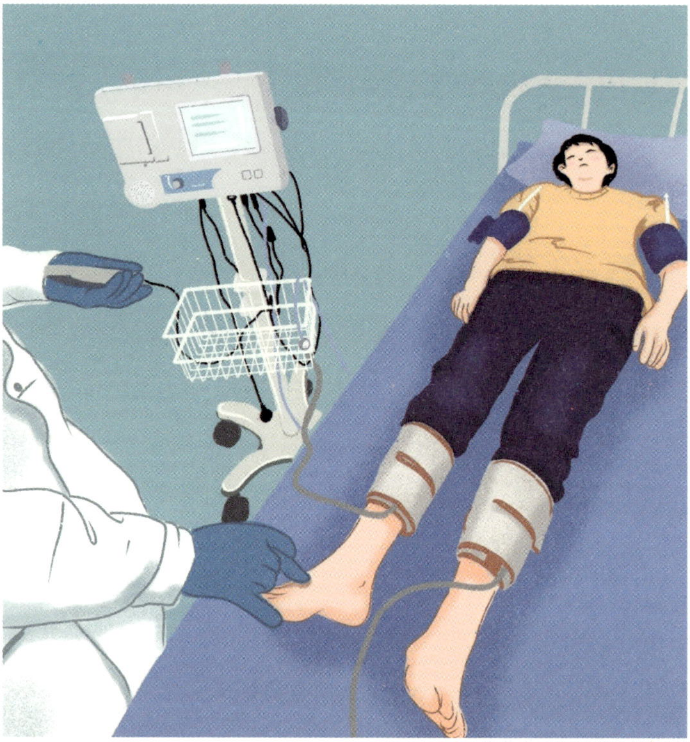

ABI 检测

4. 振动感觉阈值（VPT）检查　是量化评估感觉神经功能的重要手段。前文提到的 128Hz 音叉仅能完成有无振动觉的定性判断，而数字振动感觉阈值检测仪可提供精确的数值化结果，检测部位通常选择第一足趾趾尖及足背等神经末梢密集区域。

临床意义：当 VPT 读数＞25V 时，提示感觉神经功能明显受损，强烈预示以后可能发展为足溃疡。

5. 肌电图检查　是通过专业仪器记录肌肉电活动的检查技术。核心原理是将电极（分为表面电极和针电极）置于或插入目标肌肉，捕捉肌肉收缩/放松时的生物电信号，经分析仪处理后转化为图形和数据，以此判断神经-肌肉接头及周围神经功能是否正常。

检查过程：医生会根据患者的症状部位，将一次性无菌针电极插入不同肌肉，电极会传输微弱电流，部分患者可能出现轻微不适或刺痛，属于正常反应。检查中医生会指导患者放松或收缩肌肉，整个检查耗时30～60分钟，整体风险极低，并发症少见。

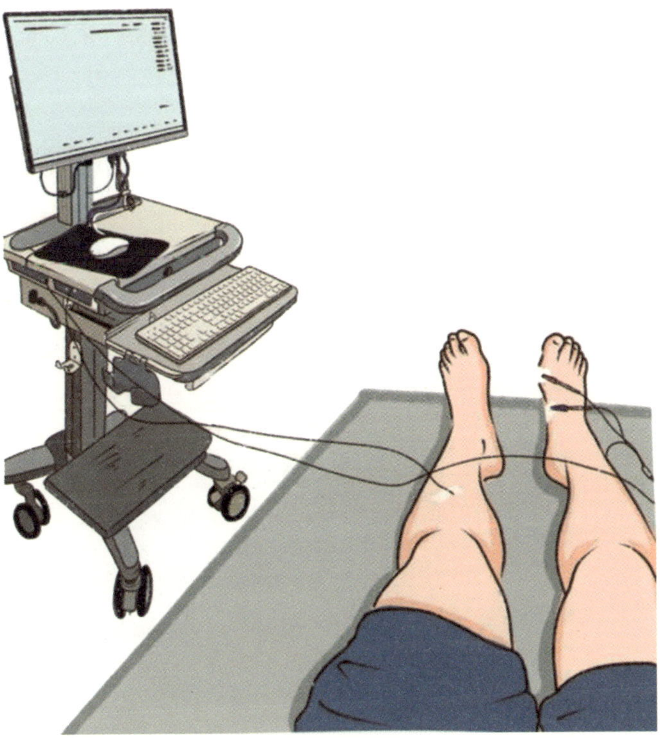

肌电图检查

对于出现手足麻木、刺痛、烧灼感、触电样疼痛、感觉异常（如踩棉花感）或行走困难等症状的糖尿病患者，肌电图可判断是否存在周围神经病变及病变严重程度。若检查结果异常，应及时就医。

6. 经皮氧分压　是一种通过专业医疗设备实现的局部非侵入性检测技术。其核心原理是利用与皮肤测定位点贴合的电极，捕捉从毛细血管透过表皮弥散至体表的氧气信号，进而量化评估局部组织的缺血缺氧程度，为临床诊断提供精准的量化依据。这种检测方法能显著提升肢体缺血诊断的敏感性与准确性，在帮助医生精准选择截肢平面、指导肢体缺血治疗方案制订等方面发挥着重要作用。

临床意义：健康人足背经皮氧分压（$TcPO_2$）通常＞40mmHg，提示足部血供充足；当 $TcPO_2$＜30mmHg 时，提示周围血液循环供应不足，足部发生溃疡的风险显著升高，已有的溃疡难以愈合；当 $TcPO_2$＜20mmHg，则提示足溃疡几乎没有愈合的可能。

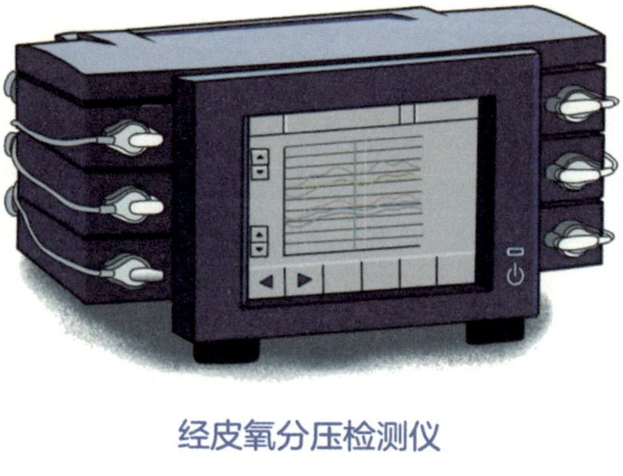

经皮氧分压检测仪

7. 足底压力检查 是我国近年来在糖尿病足防治领域兴起的重要检查项目，通过生物力学原理评估人体步态、体型特征及动态足底压力分布等关键信息。对糖尿病患者而言，足底压力升高与压力分布异常是高发问题，这一现象通常由足部解剖结构异常与功能障碍共同作用引发。

足底压力持续升高会直接导致局部组织缺血、代谢紊乱及炎症反应，最终诱发糖尿病足溃疡。临床研究表明，不合适的鞋袜、足畸形、足底胼胝（老茧）及沙尔科关节等，均会破坏足部正常生物力学平衡，导致压力分布异常。作为足溃疡发生的独立危险因素，足底压力升高与足溃疡的相关性高达 70%～90%，因此定期检测糖尿病患者足底压力对糖尿病足的早防早治具有重要临床价值，建议糖尿病患者每年进行一次足底压力检查。

该检查通过让受检者完成站立、行走等动作，采集足部压力数据并分析异常区域，为临床提供干预依据与解决方案。当足部局部峰值压强超过 $65N/cm^2$ 时，通常被认定为糖尿病足的高危信号。对于合并糖尿病神经病变、足畸形、既往足溃疡病史、足底有胼胝或其他致压力升高因素的患者，若检查发现足底压力异常，应在医生的指导下选用治疗性鞋或鞋垫，通过重新分配足底压力负荷预防足溃疡发生，这种干预方式对有足溃疡病史或足畸形的患者效果尤为显著。

8. 步态和平衡

步态：指人走动时所表现的姿态，体现了行走的方式和模式，会因年龄、身体功能状态及后天训练情况呈现个体差异。正常步态的维持依赖中枢神经系统、周围神经系统及肌肉骨骼系统的协同运作，上述任何一个环节出现病变，都可能导致行走困难并表现出特征性异常步态。临床步态评估主要分为定性评估、半定量评估和定量测量三类。

● 定性评估：以描述性评价为核心，结合症状学特征将步态分为正常步态与异常步态。常见的异常步态包括偏瘫步态、截瘫步态、帕金森样步态、共济失调步态、小心步态、肌张力障碍步态、舞蹈步态、跨阈步态及肌病步态等。

● 半定量评估：主要通过标准化量表进行评估，临床常用量表包括统一帕金森病评定量表（UPDRS）、运动障碍协会版UPDRS量表（MDS-UPDRS）及Tinetti量表（用于评估老年患者步态与平衡能力）等。

● 定量测量：分为简易人工测量与专业设备测量两种。前者仅需无障碍物步道和计时器，通过记录步行速度完成基础定量；后者则需要借助步态分析仪，可客观量化分析步态的时空参数（如步频、步长、站立时间等），并通过主成分分析、因子分析等统计学方法提取节律性、步幅、变异率等特征指标。此外，该方法还能在正常速度行走、快速行走、任务负荷行走、串联步态等不同场景下完成评测，全面反映步态功能。

平衡：是指人体维持特定姿势，以及在运动或受到外力干扰时，通过自身调节保持姿态稳定的能力。人体平衡功能涵盖坐、立、行三种基础状态，既包括静态下的姿势稳定性，也包括动态活动中的协调能力，同时还涉及这三种状态下应对外界干扰的自我调节能力。临床平衡评定分为主观评定与客观评定两方面。

● 主观评定：以观察法和量表测试法为主要手段。观察法通过直接观察受检者在跪位、坐位、站立位、跨步及日常活动五个场景下的平衡反应，判断平衡功能状态；量表测试法则借助标准化量表完成评估，常用量表包括 Berg 平衡量、“站起-走”计时测试及 Brunel 平衡量表等。

● 客观评定：需要借助专业设备完成，如平衡测试仪等，通过量化指标精准评估平衡功能障碍的程度与类型，为临床干预提供客观依据。

第四章

中医药在糖尿病足治疗和保健中的应用

中医药在养生保健中的作用

中医养生保健是通过多种方法颐养生命、增强体质、预防疾病，以实现延年益寿的目标。特点在于整体性与系统性，目标是“治未病”，即提前预防疾病发生。中医理论经典《黄帝内经》提出了三大养生理念：一是未病先防，主动规避致病因素；二是既病防变，通过扶助正气、驱除邪气阻止病情发展；三是预后防复，降低疾病复发风险。

作为天然养生方式，中医养生备受青睐。它强调结合季节更替、环境变化、社会生活等因素灵活调整方法，才能充分发挥其价值。现代中医养生体系已十分完善，涵盖经络养生、体质养生、气功养生、运动养生、情志调节、睡眠优化、环境适配、起居规律、膳食调理等多个维度。

需要注意的是，养生并非一定要服用中药——保持良好生活习惯、适度运动、稳定情绪均属养生范畴。若有具体困惑，建议咨询专科中医师获取个性化指导。

中药有怎样的减毒增效作用

中医学将糖尿病归为“消渴病”，病机为“阴虚为本，燥热为标”。中药在稳定血糖、改善胰岛功能等方面具有独特优势，如玉竹、黄精、麦冬、桑叶、桑椹等单味药均有较好的降糖作用。中药降糖的方法主要有两类：一是服用益气养阴类中药汤剂或中成药，这类药物不仅能降糖，还可改善症状、预防并发症，是西药治疗的有益补充；二是通过药食同源理论，以中药泡茶、煮汤进行食疗调养。

中医认为，活血化瘀治疗应贯穿糖尿病治疗的全程，它们在保护血管、延缓并发症发生发展中意义重大。需要特别提醒，无论中药还是中成药，均应在专业中医师的指导下使用。

中药如何延缓糖尿病的发生、发展

中药在防治糖尿病及其并发症方面，经千百年临床实践积累了丰富经验。多项研究表明，通过健脾、化痰、活血类中药干预，既能改善症状、降低血糖，又具有安全、毒副作用小的优势。

针对糖尿病足，中药不仅对血管、神经病变有辅助治疗作用，外用制剂还能有效控制感染。临床采用穴位注射、中药足浴、外用换药等综合方案，可显著提高治愈率、降低截肢致残率。

中医治疗糖尿病的核心在于辨证施治，能根据患者不同病程、体质制订个性化方案，最大程度减轻症状，帮助患者恢复

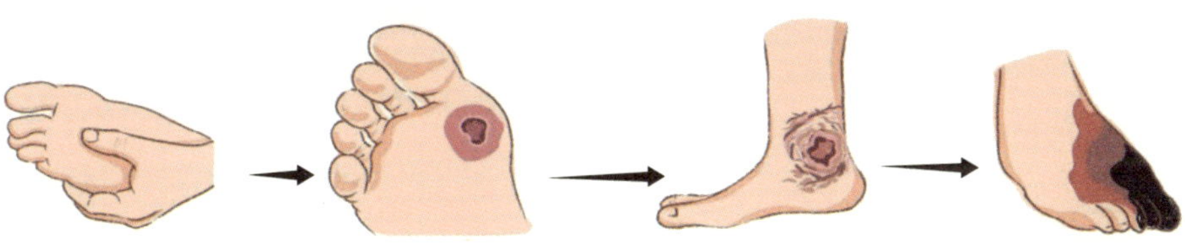

糖尿病足的进展过程

正常工作和生活，提升生活质量。选用中药治疗时，务必前往正规中医院就诊。

糖尿病足的中医辨证分型

糖尿病足的辨证分型有五种。

1. 寒湿阻络证　典型表现为患趾喜暖畏寒，伴麻木、酸胀疼痛，多走则疼痛加剧，稍歇痛减，皮肤苍白，触之发凉，趺阳脉搏动减弱。饮食上可选用莲子、芡实、桂圆、大枣等温补食材；可用鹿茸、杜仲、枸杞等药材少量泡酒饮用，以温通血脉。无创面时，日常可适当进行户外运动，激发阳气以祛寒湿，也可艾灸大椎、涌泉穴升发阳气。

2. 血脉瘀阻证　主要特征为患趾酸胀疼痛加重，夜难入寐，步履艰难；皮肤暗红或紫暗，下垂更甚，伴皮肤干燥、肌肉萎缩，趺阳脉搏动消失。饮食宜多吃山楂、玫瑰花、金橘等活血行气、疏肝解郁的食物，少吃肥肉、甜食等滋腻之品；也可用当归、川芎、丹参等中药煲汤辅助调理。情志上应保持乐观，使气血和畅，并可艾灸神门、内关穴促进血脉流通。

3. 湿热毒盛证　表现为患趾剧烈疼痛，日轻夜重，局部肿胀紫暗，浸淫蔓延，溃破腐烂，肉色不鲜，常伴身热、口干、便秘溲赤。饮食以清淡为主，忌辛辣油腻，推荐吃苦瓜、薏米、赤小豆、玉米须等利湿食物。湿热重者应在中医师的指导下服用健脾清热利湿的中药；无溃疡早期可适量运动，通过适度出汗改善症状，也可点按尺泽、曲泽、血海穴清利湿热。

4. 热毒伤阴证　常见皮肤干燥、毫毛脱落、趾甲增厚变形、肌肉萎缩，严重者出现趾干性坏疽，伴口干欲饮、便秘溲赤。饮食应减少牛羊肉、烧烤等温热食物摄入，多吃银耳、雪梨、甲鱼等滋阴食材，同时保持清淡饮食，戒烟、限酒。可点按照海、太溪、三阴交穴以滋阴清热。

5. 气阴两虚证　多见于病程较久者，表现为坏死组织脱落后创面久不愈合，肉芽暗红或淡而不鲜；全身伴倦怠乏力、口渴但不欲饮水、面色无华、形体消瘦、五心烦热。饮食上可食用黑芝麻、乌鸡、山药、百合等滋阴补气的食物调理。生活中应注意休息，避免劳累熬夜耗伤气阴，可点按足三里、气海、关元穴益气养阴。

糖尿病足有哪些中医外治法

中医在糖尿病足的治疗方面形成了独特体系，除内服中药外，中药外治法在改善预后方面同样效果显著。糖尿病患者采用中药浴足、熏洗、穴位注射、电针、灸法等外治手段，可有效改善下肢循环与神经功能，达到预防和治疗的目的。

糖尿病足 0 级（无开放性病灶）、1 级（表浅溃疡）患者，若出现红肿热痛，可采用清热解毒类药物局部熏蒸或外敷，实现未溃者消红肿、已溃者促愈合的效果。从 2 级开始，溃疡侵犯肌肉，可能形成窦道，此时联合外治法尤为重要。

1. 敷贴法　将药物直接敷于患处，通过拔毒外出、祛腐生肌的双重作用，增强创面感染控制与脓液排出效果。临床常用红纱条、生肌玉红膏、京万红软膏等药物。

2. 祛腐药线法　针对较深窦道，将红纱条、京万红软膏等祛腐药物填入，通过药物作用腐蚀深部腐肉并化为脓液排出，为创面愈合创造条件。

3. 生肌法　糖尿病足创面情况复杂，同一创面可能同时存在新生组织、感染区域及久不愈合区域。此时局部应用生肌药物，可防止余毒聚积加重病情，促进新生组织生长。

糖尿病足分级越高，创面表现越复杂，单一疗法往往效果有限。临床可根据创面不同区域的具体情况联合用药，分期针对性治疗，缩短创面暴露时间，降低感染风险。上述外治法可灵活组合使用，以缓解症状、促进肉芽生长及溃疡愈合为核心目标。

糖尿病足患者可以外用中药补益药吗

中药补益药可用于糖尿病足的外用治疗。糖尿病足的病机是气阴虚损：久病耗伤阳气，阳气不足则四肢失温；气虚推动无力致血行不畅，形成瘀血；加之毒邪侵袭，最终引发肢端红肿溃烂甚至坏死。因此，外用补益药可从根本上改善病情。

外用补益药应遵医嘱使用，不同剂型用法不同：油膏剂、水剂多采用涂敷法，洗净患处后均匀涂抹；散剂常用调敷法，以酒、醋或茶水调为糊状敷于患处；黑膏药则需要加热烘软后贴敷于清洁后的患处。

糖尿病足患者如何进行四季养生

1. 春季　万物复苏，中医认为“春属木，与肝相应”，而肝的生理特性是“喜条达而恶抑郁”。因此糖尿病足患者春季需要重点调畅情志，可通过与亲友交流、分享趣事等方式疏泄肝气，使精神状态契合春季生发之性。同时，春季气温波动大，患者免疫力相对较弱，易受外感侵袭，需要注意保暖、防感冒。饮食上应遵循清补、柔补、平补原则，搭配党参、黄芪、红枣、淮山药、首乌等药食同源的食材，契合阳气上升的季节特点。

2. 夏季　血糖易波动，糖尿病足患者应格外注意。部分患者因暑热食欲下降而擅自改为每日两餐，甚至因担心低血糖而停用药物或胰岛素，这种做法极易导致血糖大幅波动，十分危险。即使在夏季，患者也必须按时按量完成治疗，不可自行减食、减药。建议选择傍晚等无太阳直射时段锻炼，或在室外树荫下锻炼。此外，不可因天热大量食用瓜果或寒凉食物，前者易引发血糖波动，后者会损伤阳气，增加糖尿病足发病风险。

3. 秋季　气候干燥，“燥”作为中医“六淫”之一，最易损伤肺阴。糖尿病患者多属阴虚燥热体质，对燥邪更为敏感，秋季应重点防燥。日常应适量多饮水，多吃新鲜蔬果，尤其可选用梨、百合等润燥食材，也可适量饮用莲藕玉米排骨汤、罗汉果百合鸡汤等食疗汤品。同时要重视皮肤保湿，除保证饮水量外，可外用润肤露、护唇膏等护理用品。

4. 冬季　天寒地冻，是糖尿病病情加重及并发症高发期，养生核心在于“冬藏”，这既是动植物的生长规律，也是人类顺应自然的养生原则，有助于养精蓄锐。患者应适当增加睡眠时间，同时做好冬令进补，畏寒者宜补阳，虚火者宜滋阴，以实现阴阳平衡。保暖方面应随气温变化添衣，足部保暖建议用多层袜套，避免使用电热毯、热水袋捂脚或取暖器直接烤脚，防止因足部感觉减退而烫伤。饮食上可适量食用大枣、山药、白果、薏苡仁等食材，既能补气血、护脾胃，又富含营养，但要控制进食量。

糖尿病足患者的食疗养生如何与五行结合

中医食疗通过调整饮食结构、纠正饮食偏颇，实现调理身体、增强体质的目的。五行即金、木、水、火、土五种基本要素，它们相互滋生又相互制约，维持万物的动态平衡，食物也可对应五行属性，食疗的核心就是探讨个体与食物的五行适配关系。

五行通常对应特定颜色与味道：金对应白色与辣味，白色食物，如百合、银耳、山药、梨、动物肺等；木对应青色与酸味，青色食物，如白菜、菠菜、甘蓝等，富含叶绿素与膳食纤维，有助排毒；水对应黑色与咸味，黑色食物，如黑豆、黑芝麻、黑枣等，有益生殖系统；土对应黄色与甜味，黄色食物，如南瓜、玉米、黄豆、牛肉等；火对应赤色与苦味，赤色食物，如西红柿、红椒等，助力循环系统健康。

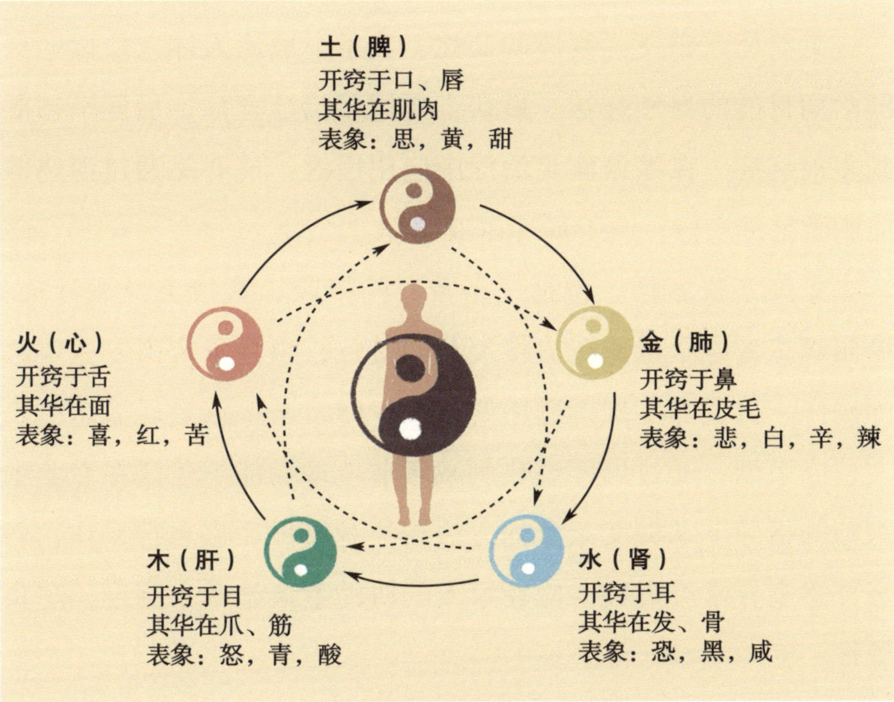

五行与五脏关系图

张仲景在《金匮要略》中提出“食之味有与病相宜，有与身为害，若得宜则补体，害则成疾”。因此中医强调，糖尿病足患者的食疗要结合个体情况、季节变化及一天中的五行周期，不可千篇一律。即便采用成熟的食疗方，也要在中医师与膳食营养师的指导下，根据年龄、性别、体质差异，顺应季节等调整剂量或食材搭配。同时要遵循适量、适度的原则，不可凭个人喜好偏食，再好的食材也并非越多越好，应适可而止。

糖尿病足患者如何进行艾灸养生

艾灸是点燃艾叶制成的艾炷、艾条，熏烤人体穴位以达保健治病目的的自然疗法。最初主要用于治疗寒症，后逐渐拓展到多种病症，在糖尿病足治疗中应用广泛，核心是通过温热效应刺激足部穴位，改善局部血液循环。

艾灸方法多样，包括艾条灸、间接灸、直接灸及温针灸。糖尿病患者应尽量避免直接灸与间接灸，温针灸应由专业中医师操作。自我养生推荐选用艾条灸，即将艾条点燃后熏烤体表穴位或患处，通过局部温热刺激调节生理功能。建议在专业中医师的指导下掌握艾条灸的方法与注意事项后再自行操作，若足部感觉异常或迟钝，应在家人的协助下调整灸条高度，防止烫伤。

第五章

糖尿病足的治疗

血糖管理和糖尿病足的发生发展有关吗

糖尿病足的发生发展与血糖控制水平高度相关，有效的血糖管理是预防糖尿病足的关键环节。糖尿病患者若长期处于高血糖状态，血液黏稠度会显著增加，这会带来双重危害：一是引发血管病变，导致血管变硬、变脆、管壁增厚，血管弹性下降，血液输送能力减弱；二是诱发血管炎症。这些因素共同作用，易使血管内形成血栓，造成血管闭塞，进而导致组织器官血液供给严重不足，出现营养匮乏、代谢紊乱等问题。

由于足部距离心脏最远，血管闭塞问题在足部往往最突出，长期缺血缺氧会使足部更易出现水肿、发黑、溃烂，甚至坏死。

同时，血管损伤还会继发神经损伤，引发肢体自主神经病变，导致血管调节能力下降、局部抵抗力减弱，微小创伤就可能引发感染。感觉障碍又会让患者忽视这些病变，导致创面快速扩散，足部感觉迟钝还容易引发烫伤。

神经病变还会导致足部小肌肉萎缩，长期缺乏对抗牵拉会形成爪状趾（尤其第三、四、五趾）。这种畸形使跖骨头成为足底主要受力点，反复摩擦易形成老茧（胼胝），进而引发感染和穿透性溃疡，严重时可扩散至骨骼，导致骨髓炎。此外，深感觉消失和关节反射异常会让患者失去对反复创伤的保护能力，易出现跖趾关节等部位的骨折、脱位或半脱位。

发生糖尿病足后血糖会有变化吗

虽然血糖水平不直接决定糖尿病足症状的出现，但良好的血糖调控能降低发病风险。糖尿病足发生后，若原有降糖药仍有效，血糖可能无明显波动；但足部并发症可能影响药物效果，应调整治疗方案（如增减药物），此时血糖可能因治疗变化而波动。

对于使用胰岛素治疗的患者，肢端神经病变和血液循环障碍会影响胰岛素吸收代谢。当足部出现严重感染、坏死时，应优先处理病灶以防全身性感染，此时可能暂停某些口服降糖药（因其可能抑制白细胞功能和应激反应），转而调整治疗方案，这也会导致血糖变化。糖尿病足通常需要调整降糖方案，患者应积极配合医生，避免血糖大幅波动。

发生糖尿病足后需要调整降糖药吗

轻症糖尿病足患者，若血糖能达到常规控制目标，可维持原有降糖方案；若病情严重需进行急诊清创手术，常合并重症感染、心肾功能不全等问题，此时口服降糖药疗效差或存在使用禁忌，围手术期应优先选择胰岛素强化治疗（如胰岛素泵、餐前短效胰岛素 + 每日 1 次长效胰岛素，或每日 2～3 次预混胰岛素注射等）。

应特别注意，老年、糖尿病病程长、有严重并发症的患者，对低血糖更敏感且耐受性差，使用胰岛素期间应适当放宽血糖控制目标，避免发生低血糖。

关于二甲双胍用药的特殊情况

二甲双胍是2型糖尿病治疗的一线用药，大多数2型糖尿病患者长期服用该药控制血糖。糖尿病足患者常合并下肢动脉病变，部分患者需要行下肢动脉造影以明确病变情况，若患者肾小球滤过率处于30～60mL/（min·1.73m^2），在碘造影成像检查前应停用二甲双胍，并在检查结束48小时后重新评估肾小球滤过率，若肾功能稳定，才可重新启用二甲双胍治疗，以免加重肾功能损害。

发生糖尿病足后血糖的控制目标是多少

糖尿病足患者的血糖通常偏高，但其控制目标应因人而异。轻症患者的目标与普通糖尿病患者相近，一般建议糖化血红蛋白<7%，餐前血糖<7.8mmol/L，随机或餐后2小时血糖<10.0mmol/L。若患者病情严重（如需急诊手术）、合并多种严重并发症或预期寿命较短，可适当放宽目标，如餐前血糖<10mmol/L、餐后血糖<12mmol/L。

需要特别注意的是，糖尿病足患者常合并营养不良、自主神经病变、肾病等问题，对低血糖的感知能力差，因此控制血糖不能过于严格，既要加强营养支持，也要通过规律监测血糖以避免低血糖。

抗血小板治疗对于糖尿病足患者重要吗

心血管疾病是糖尿病患者的首要致死原因，主要包括动脉粥样硬化性心血管疾病（atherosclerotic cardiovascular disease，ASCVD）与心力衰竭。其中 ASCVD 涵盖冠心病、脑血管疾病及周围血管疾病，糖尿病患者发生此类疾病的风险较普通人群高 2～4 倍。糖尿病足患者的风险更高，超过 80% 合并冠心病，约 60% 存在不同程度的下肢动脉病变（lower extremity arterial disease，LEAD）。LEAD 典型表现为血管中膜钙化、节段性或串珠样狭窄 / 闭塞，且以膝关节以下动脉病变最为常见。需特别注意的是，心血管事件仍是 LEAD 患者的主要死因，合并 LEAD 的糖尿病足患者，其心血管事件风险显著高于普通糖尿病患者，死亡风险相应增加。

大量研究证实，仅严格控糖对降低 2 型糖尿病患者心血管事件及死亡风险的作用有限，尤其对于病程长、年龄大、已发生心血管疾病或属于高危人群的患者，更需重视降压、调脂、抗血小板等多重危险因素的综合干预。血小板聚集是冠心病、LEAD 等血管疾病的核心发病机制。健康人的血管内皮光滑，血流如在通畅的水管中顺畅流动的水；血糖、血压控制不佳时，血管内皮易受损，血液中的血小板会在此聚集，形成血栓，导致血管狭窄甚至堵塞，如同水管被水垢阻塞，最终诱发冠心病、下肢动脉硬化闭塞症等。

抗血小板治疗可有效抑制血小板聚集、减少血栓形成，从而改善动脉血供、维持血流通畅，降低糖尿病足患者的心血管事件发生率及死亡风险。因此，在延缓全身动脉粥样硬化进展、预防心血管事件，以及避免缺血导致的溃疡和肢端坏疽等方面，抗血小板治疗均发挥着不可替代的作用。

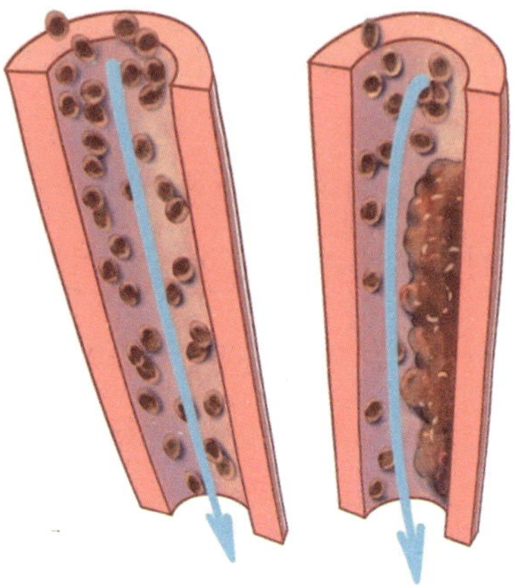

血小板聚集形成血栓

糖尿病足患者是否需要长期服用阿司匹林

糖尿病足患者常合并 ASCVD 及不同程度的 LEAD，这类动脉狭窄性疾病的病理基础多为动脉内膜粥样硬化斑块与中膜钙化。在降糖、降压、调脂治疗的基础上，抗血小板治疗是此类疾病的核心治疗措施。

对于合并 ASCVD 的糖尿病患者，阿司匹林是标准的二级预防药物；50 岁以上糖尿病患者若存在至少 1 项危险因素（早发 ASCVD 家族史、高血压、血脂异常、吸烟、慢性肾脏病或蛋白尿），应服用阿司匹林进行 ASCVD 一级预防。阿司匹林的推荐剂量为每日 75～150mg，临床常用每日 100mg（具体剂量应遵医嘱）。用药前必须评估出血风险，用药期间应密切监测鼻出血，牙龈出血，皮肤瘀点、瘀斑，黑便或柏油样便等出血征象，极少数情况下可能发生颅内出血，一旦出现应立即停药并就医。

糖尿病足合并 LEAD 的患者，无论有无症状，服用阿司匹林或氯吡格雷等抗血小板药物均可显著获益，降低死亡率及心血管事件风险。研究显示，与未接受抗血小板治疗的患者相比，治疗组的心肌梗死、卒中及心血管死亡风险可降低 23%。此外，长期抗血小板治疗能提高 LEAD 患者的手术通畅率，是动脉血管重建术后的标准用药：下肢动脉支架置入术后患者，通常推荐阿司匹林联合氯吡格雷治疗至少 1 个月，后续长期单药维持（阿司匹林或氯吡格雷）。

综上，阿司匹林作为经典抗血小板药物，对于糖尿病足患者而言，无论是预防心血管事件、改善 LEAD，还是减少血栓栓塞，只要经医生评估符合用药指征且无绝对禁忌，均应长期服用以实现显著的临床获益。

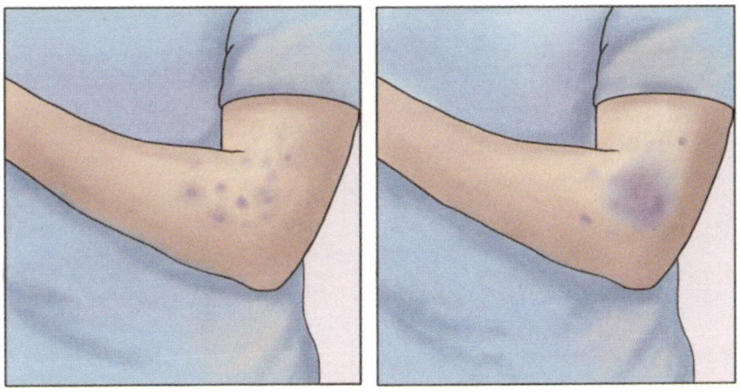

皮肤出现瘀点、瘀斑

糖尿病足患者服用阿司匹林后胃肠道反应大怎么办

糖尿病足患者常要长期服用阿司匹林进行抗血小板治疗，以预防血栓形成。阿司匹林主要有普通片剂和肠溶片两种剂型：普通片剂在胃内溶解，会直接刺激胃黏膜；肠溶片采用特殊包衣技术，能避开胃酸环境而在肠道溶解，大幅降低对胃黏膜的刺激。因此，目前临床应用以阿司匹林肠溶片为主。

关于服用时机，临床通常推荐晨起空腹服用，也有部分专家认为睡前服用效果更优，用药原则是每天固定时间规律服药，以维持稳定的血药浓度。应特别注意的是，阿司匹林肠溶片不可压碎、掰开或咀嚼（仅在治疗急性心肌梗死时遵医嘱嚼服以快速起效），否则会破坏包衣结构，失去胃肠道保护作用。

阿司匹林引发胃肠道反应的机制主要有两方面：一是药物直接刺激、损伤胃黏膜；二是作为非甾体抗炎药，它会抑制前列腺素合成，而前列腺素是保护胃黏膜的重要物质，其合成减少会导致胃黏膜屏障功能减弱，进而引发恶心、呕吐、反酸、胃灼热、上腹部不适等症状，严重时可能出现上消化道出血。

从时间来看，服药后 3～4 天胃黏膜就可能出现损伤，3 个月时损伤风险达到高峰，12 个月内均属于胃肠道反应高发期；12 个月后风险虽有所下降，但仍高于普通人群。

胃肠道反应的严重程度不同，处理方式有所区别：症状较轻者，可在医生的指导下加用胃黏膜保护药；若加药后症状仍明显，应考虑更换药物，氯吡格雷就是常用替代药——它是单纯血小板聚集抑制剂，胃肠道不良反应小。一旦出现黑便、血便、呕血等消化道出血症状，必须立即停药并紧急就医，此时不可自行换用氯吡格雷，应由专科医生评估后决定是否联用质子泵抑制剂（一类强效抑制胃酸分泌的药物）。

此外，长期服用阿司匹林的患者还应做好预防措施：一是提前筛查并根除幽门螺杆菌，必要时完善胃镜检查，排查是否存在消化道溃疡等基础疾病；二是避免与布洛芬、双氯芬酸钠等可能刺激胃黏膜的药物同服；三是服药期间保持清淡饮食，定期到门诊随访复查。

糖尿病足患者服用阿司匹林出现消化道出血后有替代药物吗

1. 消化道出血的高危人群与危害　阿司匹林可能引发的消化道病变包括食管炎、黏膜糜烂、溃疡，严重时可导致危及生命的消化道出血或穿孔。并非所有服用阿司匹林的糖尿病足患者都面临相同的出血风险，存在以下高危因素者应特别警惕：①年龄超过 65 岁；②有消化道溃疡或出血病史；③合并幽门螺杆菌感染；④联合使用其他抗血小板药（如氯吡格雷）或抗凝药（如华法林、达比加群）；⑤同时服用其他非甾体抗炎药或糖皮质激素。

2. 阿司匹林致出血的作用机制　阿司匹林在发挥抗血小板

作用的同时，也会增加出血风险，作用机制主要包括两个方面。

局部作用：阿司匹林直接接触胃黏膜磷脂层，在胃内分解后产生白三烯等细胞毒性物质，直接刺激并损伤胃黏膜屏障。

全身作用：阿司匹林抑制胃黏膜组织中的环氧化酶活性，导致前列腺素生成减少。前列腺素能调控胃黏膜血流、促进黏液分泌，其缺乏是阿司匹林引发消化道损伤的核心原因。

3. 消化道出血的紧急处理　一旦出现恶心、呕吐、上腹部不适或疼痛、腹泻、呕血、黑便等症状，提示可能已发生胃黏膜损伤，应立即停药并及时就医。若出现持续性呕血、便血，可能危及生命，应立即停药并拨打120急救电话。需要特别提醒的是，若患者合并高危心脑血管疾病，且消化道损伤较轻微，可能不建议停用抗血小板药物——具体用药与停药方案必须由医生根据病情综合判断。

4. 安全有效的替代药物　阿司匹林的核心作用是抗血小板聚集，出现消化道出血后，可替换为其他抗血小板效果明确且出血风险较低的药物，常见选择包括吲哚布芬、氯吡格雷、替格瑞洛、双嘧达莫、西洛他唑、沙格雷酯等。这些药物既能通过抗血小板聚集或扩张血管发挥治疗作用，又能降低消化道出血风险。

为避免再次发生消化道出血，换药的同时通常需要联合使用胃黏膜保护剂——抑制胃酸分泌的药物（如雷贝拉唑、泮托拉唑），通过强效抑制胃酸分泌为胃黏膜修复创造条件。所有药物调整都必须在专业医生的指导下进行，不可自行换药或加药。

糖尿病足患者有哪些抗凝治疗方法

1. 常用抗凝药与适用场景　临床常用抗凝药包括肝素、低分子肝素及口服抗凝药（如华法林、利伐沙班）。与抗血小板治疗不同，糖尿病足患者无须常规进行抗凝治疗，仅在特定情况下需要规范使用短期或中长期抗凝药，具体用药应遵循专科医生的指导。

- 因足病需要制动卧床的患者，应短期使用低分子肝素预防下肢静脉血栓。
- 已形成下肢静脉血栓的患者，应中长期口服华法林或利伐沙班进行抗凝、溶栓治疗。
- 合并心房颤动的糖尿病足患者，应长期口服抗凝药预防血栓栓塞。
- 缺血性糖尿病足患者接受血运重建治疗（介入或外科旁路手术）时，术中需用肝素抗凝，术后推荐小剂量利伐沙班（每次 2.5mg，每日 2 次）联合阿司匹林（每日 100mg）治疗，可显著减少心血管事件和肢体缺血风险，改善预后。

2. 糖尿病足患者的血栓形成机制　长期高血糖导致的慢性代谢紊乱，会打破机体凝血与纤溶系统的平衡，形成以血小板活化、凝血功能异常、纤溶能力下降为特征的血栓前状态。具体来说，高血糖和胰岛素抵抗会改变血小板的数量与活性，同时影响凝血因子和纤溶因子的质量与数量，导致血栓易形成且不易溶解；低血糖、肥胖、血脂异常等合并症，会进一步加重凝血功能障碍。这种血栓前状态贯穿糖尿病足的发生发展及复发全过程。

3. 综合改善凝血功能的策略　除规范抗栓治疗外，通过优化代谢指标也能改善凝血功能障碍。严格控制血糖、降低血脂、减轻体重，都能从源头减少对凝血系统的不良影响。值得注意的是，部分降糖药（如胰高血糖素样肽-1受体激动剂、钠-葡萄糖共转运体抑制剂）已被证实可直接发挥一定的抗凝作用，为糖尿病足治疗提供了额外获益。

糖尿病足患者需要进行扩下肢血管治疗吗

1. 血管病变与糖尿病足的关联　血管是人体的“营养运输通道”，负责将氧气、葡萄糖、氨基酸等营养物质输送到全身组织，同时排出代谢废物和二氧化碳。血管壁从内到外分为内膜、中膜、外膜，其中内膜的内皮细胞发挥着关键作用——调节血管收缩与舒张、维持凝血平衡、延缓动脉硬化、参与血管修复等。

长期高血糖会通过糖毒性损伤血管内皮细胞，引发一系列连锁反应：血管舒张功能下降、动脉硬化斑块形成并逐渐增大、血管管腔狭窄，最终可能因血栓形成导致血管堵塞，这正是缺血性糖尿病足的主要致病原因。

2. 扩血管治疗的适用情况与获益　对于缺血性糖尿病足患者，在疾病早期或血管重建术后，使用血管扩张药物是重要的辅助治疗手段。常用药物包括西洛他唑、脂微球前列地尔注射液、贝前列素钠、盐酸沙格雷酯、萘呋胺、己酮可可碱，以及部分具有扩血管作用的中成药。这类药物的作用包括：改善患者的主观不适症状（如足部烧灼样疼痛、发凉感、水肿、针刺样疼痛、间歇性跛行、感觉异常）；增加患者的步行距离；促进足溃疡愈合；降低截肢风险。

注意：部分药物可能导致血流窃流现象——即血液从本就缺血的病变部位，分流到血供相对正常的非缺血部位，反而加重病变区域的缺血，这类药物对缺血性糖尿病足患者并无积极治疗作用，临床应避免使用。

周围神经病变对糖尿病患者生物力学的影响

糖尿病周围神经病变（DPN）是糖尿病特征性并发症，指在排除其他神经病变原因后，糖尿病患者出现与周围神经功能障碍相关的症状和/或体征，主要包括感觉神经病变、运动神经病变和自主神经病变三类。

糖尿病患者可通过典型表现初步识别DPN，这类症状多首发于双下肢且呈对称性分布。最常见的是感觉异常，如双侧小腿及足部出现袜套样麻木感，行走时像踩在棉花上一样有漂浮感，部分患者还会出现蚁行感、刺痛感、烧灼感或冰凉感，疼痛症状常于夜间加重，严重时影响睡眠质量。患者可能出现运动功能异常，表现为步态不稳、跌倒风险升高，病情进展后可累及手足小肌肉，导致肌肉无力甚至萎缩（该症状通常出现较晚）。出现上述任意一种表现，应及时就医接受专业DPN筛查。

不同类型的神经病变，会通过不同机制影响足部生物力学平衡，增加损伤风险。

1. 感觉神经病变　核心危害是导致保护性感觉减退或丧失，患者对疼痛、冷热及振动的感知能力下降。这使得足部难以察觉异常压力变化，也无法通过调整步态规避外界损伤。例如踩到尖锐异物（如钉子）时，正常人会因疼痛反射立即抬腿避险，而DPN患者可能因感觉迟钝直接踩踏却无察觉，最终导致足部损伤。

2. 运动神经病变　会引发足部肌肉萎缩，导致足底软组织位置与形态改变，进而出现足趾畸形（如爪形趾、锤状趾）。足部结构的异常会进一步导致步态紊乱，使平衡能力和姿势稳定性下降，最终造成足底压力重新分布，压力集中区域的损伤概率显著升高。

3. 自主神经病变　主要影响足部皮肤状态，导致汗腺分泌减少，皮肤干燥、变薄、弹性减退。长期皮肤干燥易引发角质层过度增生形成胼胝，而胼胝本身会进一步升高局部足底压力，最终诱发足溃疡。

什么是糖尿病足的减压治疗

足底压力异常增高与分布异常，是糖尿病患者发生足溃疡的关键诱因。因此，纠正异常高足压不仅是临床亟待解决的问题，更是治疗已发足溃疡、预防新发溃疡的核心手段。

糖尿病足减压治疗，是通过手术或非手术方式，减轻足部整体或局部压力，从而实现足部保护的治疗手段。需要明确的是，它并非孤立疗法，需要与全身状况管控、标准化足部治疗方案联合实施才能见效。其核心原理很简单，即让足部长期受压的区域减负——要么完全解除压力，要么人为降低压力，为患足创造修复条件。

常见的基础减压方式非常简单，如卧床休息、卧床时在腿下垫软枕使足部悬空、使用轮椅等。精准减压则应个体化设计，如大家熟知的老茧（胼胝），就是局部压力过高导致皮肤受机械刺激后角化细胞异常增生形成的。老茧的出现往往提示该部位压力异常，是足溃疡的预警信号，可通过去除增厚角质、使用软质或硅胶鞋垫、定期清创等针对性措施改善。

糖尿病足的常见减压治疗方式有哪些

临床常用的减压治疗分为外部减压治疗和内部减压治疗两大类。

1. 外部减压治疗（非手术减压） 通过定制辅助装置实现减压，核心是需要患者长期坚持才能保障疗效。选择装置时，需要综合评估安全性、有效性、实用性、成本及患者接受度与依从性，常用类型如下。

全接触石膏支具：这是目前公认的足部制动与糖尿病足溃疡治疗中最有效的减压方式，常作为首选。在无感染、无缺血的前提下，对绝大多数足底溃疡疗效显著，愈合率高。全接触石膏支具主要由玻璃纤维复合材料制成，成型后可与整个足底、小腿紧密贴合，既能保护创面及高危部位，又能让腿与足共同分担体重、防止踝关节旋转、减少行走时的剪切力。

● 优势：①将前足大部分压力转移至支具壁或后足，显著降低溃疡处压力；②减轻局部炎症反应、加速愈合，同时帮助控制水肿、降低感染风险；③不可拆卸的设计能严格保障治疗的依从性。

● 不足：治疗费用较高、材料操作复杂，可能引发肌肉无力、跌倒，或因佩戴不适导致新溃疡；尤其在湿热地区，患者长期佩戴的耐受性较差。

可拆卸步行支具：因便于拆卸，特别适合需要频繁检查创面、更换敷料的患者，也可用于感染创面及浅表溃疡。缺点也很明显：可拆卸特性导致患者依从性普遍低于全接触石膏支具，疗效可能随之下降；若患者自行增加行走、站立时间，易造成创面组织反复受压损伤。

减压鞋具或半鞋：这是预防足溃疡愈合后复发的关键手段，属于预防性减压的核心措施，包括促愈凉鞋、改良鞋、定制减压矫形鞋垫及矫形鞋等。其中，定制减压矫形鞋垫与矫形鞋能精准降低足底目标区域压力，有效降低复发风险。糖尿病专用鞋的外底通常添加全长碳纤维增强材料，既能显著降低高危患者跖骨头处的峰值压力，又能保障穿着舒适度。

2. 内部减压治疗（手术减压） 通过手术重新分配足部压力或改变压力点位置，目的是实现内部压力的永久性调整，部分术式还可同时去除受损组织、闭合创面。与外部减压治疗相比，其疗效不受患者行为、依从性等主观因素影响。

内部减压治疗主要适用于保守治疗无效的活动性糖尿病足溃疡患者，常用术式包括跟腱延长术、跖骨头切除术、关节成形术及足趾屈肌腱切断术等。需要注意，手术存在感染、步态不稳、急性沙尔科关节、转移性溃疡等并发症风险；相较于外部减压治疗，其费用更高、创伤更大，必须由经验丰富的足踝外科专业团队评估后实施。

临床实践中，糖尿病足溃疡的减压治疗需要综合多因素制订方案，常需外部与内部减压治疗协同配合，以促进创面愈合。患者就诊时应主动告知医务人员自身生活、工作需求，共同制订个体化方案，并长期坚持以保障疗效。

糖尿病足患者有必要定制鞋具、支具等进行减压治疗吗

糖尿病患者常合并周围神经病变，这会直接导致足部压力改变，足部肌肉可能萎缩、结构可能变形，最终引发足底压力分布异常。这种异常具有明显个体差异，原本不应受压的区域可能压力骤增，进而诱发溃疡。此外，不合适的鞋袜反复摩擦会导致局部皮肤增厚，形成胼胝、鸡眼等溃疡前兆；若鞋底过

厚、过硬，还会直接压迫足部，引发疼痛、皮下出血，甚至形成深层创面或溃疡。

个体化定制的鞋具、支具，是实现精准减压的保障。患者应先到医院通过压力测定仪完成足底压力、行走步态等专项评估，获取个人专属的压力分布数据后，才能定制出适配的辅助器具。对于已出现足部畸形或局部溃疡的患者，还可在定制鞋具上针对高压区域进行特殊设计，通过精准减压达到治疗目的。

小贴士：什么是合适的鞋子

对于糖尿病足患者，合适的鞋子应该有宽而深的鞋头，采用柔软的皮革材料，以最大程度地减少压力和适应足趾变形。虽然个体化定制的鞋具比普通鞋具更昂贵，但对于高危足或极高危足患者来说，仍然强烈建议使用有减压矫形作用的定制治疗鞋具、支具，以治疗糖尿病足溃疡及预防复发。

如何制作糖尿病足患者的定制鞋具

《糖尿病足国际临床指南》明确提出，适配的鞋具可有效降低异常足底压力，减少胼胝与溃疡的发生风险，避免足部损伤。糖尿病患者通过定制专属鞋具，能显著提升糖尿病足溃疡的预防效果，或延缓足病进展速度。由于患者足部损伤部位及高风险区域存在个体差异，定制鞋具必须遵循高度个体化原则。

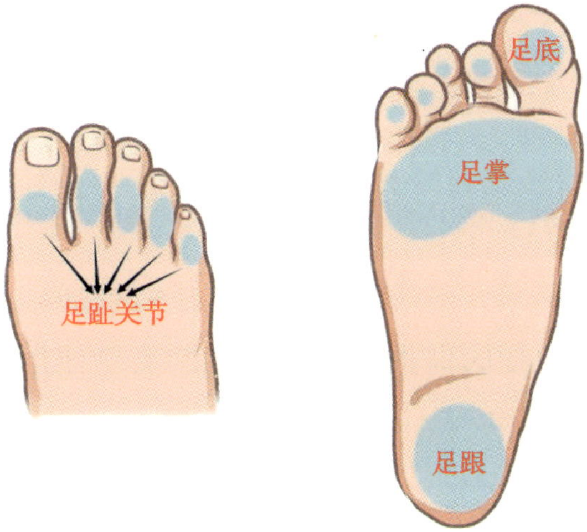

糖尿病足的好发部位

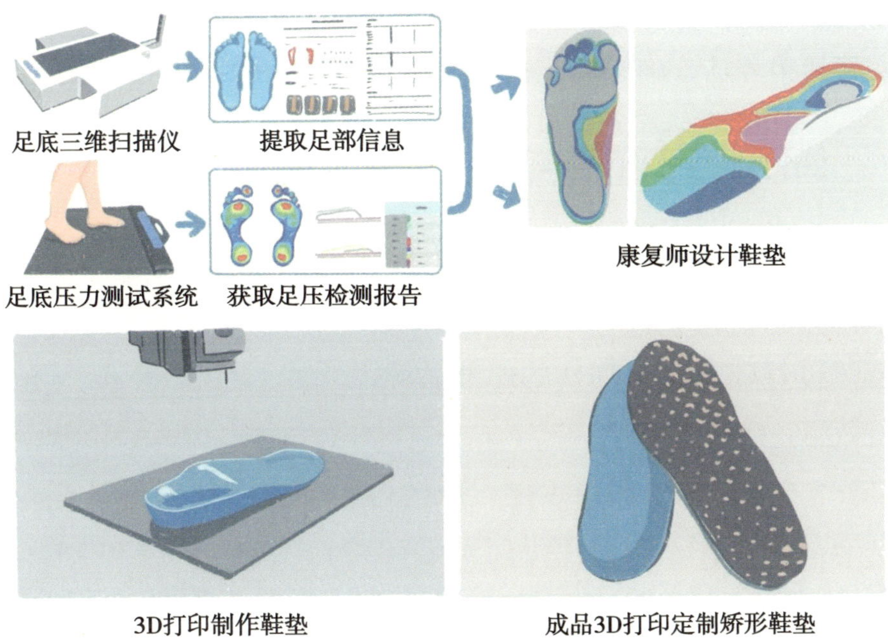

定制个性化矫形足垫

1. 足底压力评估　通过专业足底压力测试，精准定位受压异常区域及压力等级，明确需要重点减压的部位，为后续制作提供数据支撑。

2. 个体化鞋具制作　基于足底压力矫正系统，结合压力评估结果与患者足部形态特征，定制鞋底、鞋垫、鞋帮及鞋跟。成品鞋应具备良好的保护性能、稳定的支撑作用、必要的矫形功能及优异的减震效果。

3. 鞋具调整优化　鞋具初成后需要再次检测鞋内足底压力，若前足或足中区域峰值压力超过200kPa，需要及时进行结构调整。

4. 定期效果复核　鞋具交付使用6个月后，需要重新开展足底压力评估，确保减压效果持续达标。

如何治疗沙尔科关节

减压治疗是沙尔科关节治疗的核心措施，尤其在病程早期。通过科学减压可打破重复性创伤的恶性循环，有效阻止病情进展。

1. 非承重全接触支具　沙尔科关节的治疗方案应随病程动态调整，在炎症活跃期，应立即采用非承重全接触支具进行固定。

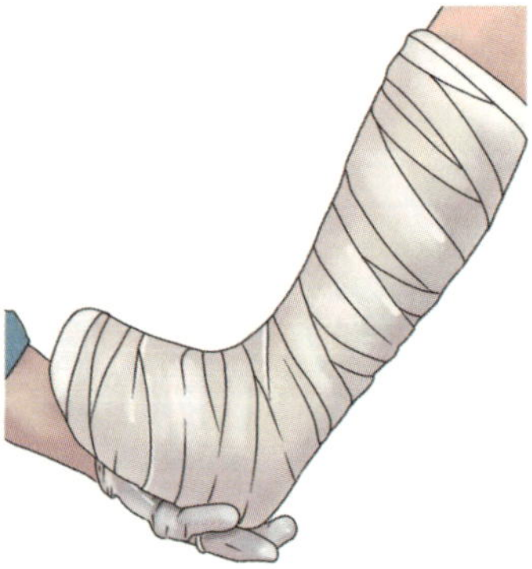

非承重全接触支具的安装是从膝下到脚趾

非承重全接触支具是采用石膏或玻璃纤维制成的定制化固定器具，以“少填充、密贴合”为原则，与小腿及整个足底形成紧密接触。固定时长需要结合临床医生对炎症消退情况的判断，参考肿胀、发红、皮温升高等炎症体征，及影像学检查显示的骨实变证据综合确定。

该支具通过足底压力重新分配及支具壁、后足的压力分担实现治疗效果。但要注意，当患者存在活动性深部组织感染、骨髓炎、外周动脉疾病或足部坏疽时，严禁使用此类支具。

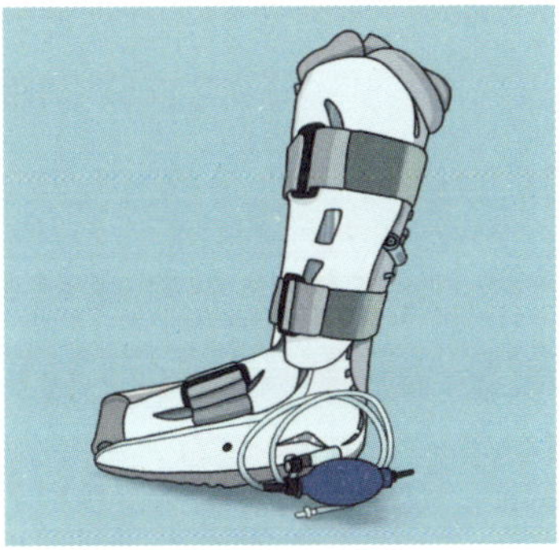

可拆卸释放助行器

2. 可拆卸助行支具 可限制足踝活动并实现足底压力均匀分布，且可拆卸设计便于创面检查、日常护理及睡眠时使用。支具外底采用刚性摇杆式橡胶设计以提升行走的便利性，内部衬有充气气垫，既能重新分配应力，又可避免刚性外壳对肢体造成的磨损。

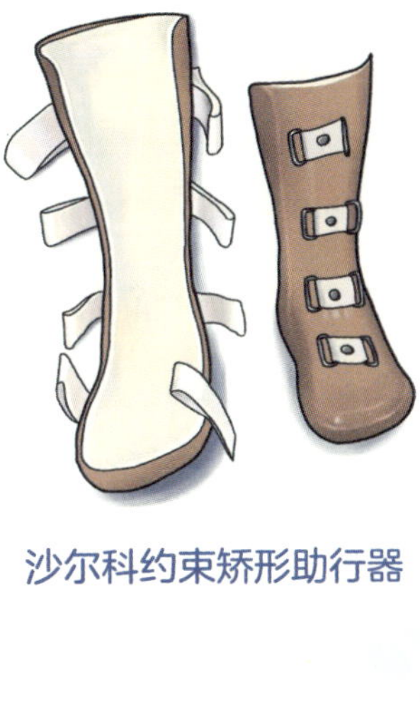

沙尔科约束矫形助行器

3. 沙尔科约束矫形助行器 配备定制足矫形组件，可适配中足畸形并预防突出部位溃疡。当感染区域皮温降至20℃以下（炎症得到控制），患者可从全接触支具过渡为此类助行器。其主体为定制全接触靴，由两片塑料或玻璃纤维翻盖通过魔术贴固定，是从初期石膏固定到超深定制鞋的过渡器具。核心功能为实现足底压力均匀分布或适配畸形部位，同时维持踝关节 90° 中立位。靴内（尤其内踝处）增设衬垫以预防溃疡并适配畸形，部分还配备宽松泡沫鞋垫增强高风险区域的减压效果，靴外采用耐磨橡胶材质。

糖尿病下肢血管病变和糖尿病足有关系吗

糖尿病下肢血管病变包含下肢外周动脉病变（PAD）与下肢静脉病变。临床常说的“糖尿病下肢血管病变”，指腹主动脉下行分支发生的下肢动脉粥样硬化病变（LEAD）。其中，慢性严重肢体缺血病变（CLTI）可引发肢端溃疡甚至坏疽。

糖尿病合并 LEAD 的主要诱因是吸烟，以及长期血糖、血脂等代谢指标控制不佳，这些因素会导致下肢动脉广泛粥样硬化及钙化。通俗讲就是下肢血管壁及内膜下沉积了小米粥样的脂类物质，使血管壁变硬、管腔狭窄甚至闭塞，最终造成下肢远端供血不足。

糖尿病足是糖尿病的严重并发症，其发病多以神经及血管病变为基础，而 LEAD 是糖尿病足发生发展的重要因素。缺血既可能作为始动因素诱发溃疡，也会成为制约预后的关键问题——延缓创面愈合、升高截肢风险。LEAD 与糖尿病足患者的截肢率、死亡率密切相关，严重影响生活质量。

糖尿病下肢血管病变有哪些预警症状

糖尿病 LEAD 会影响下肢运动、感觉及皮肤状态，当出现行走不便、肢体疼痛或足溃疡久不愈合时，需要警惕病变。

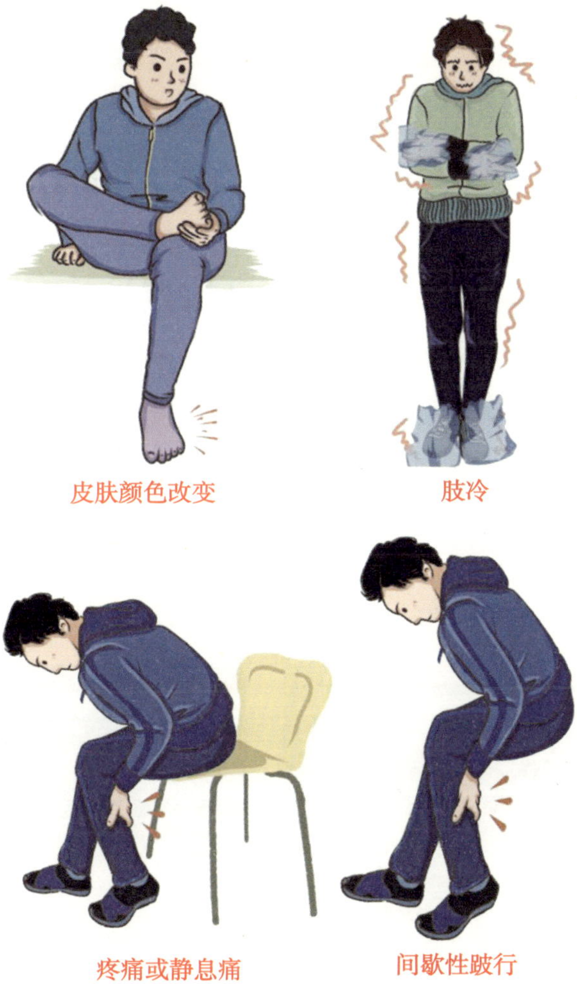

下肢血管病变可能出现的症状

1. 皮肤营养性改变　以微循环非闭塞性病变为主，表现为下肢皮肤干燥、脱屑，弹性减退，皮下脂肪减少，皮肤色素沉着。

2. 运动能力减退　包括间歇性跛行（行走一段距离后小腿酸痛，休息后缓解，再次活动时复发，跛行距离与缺血程度相关）和静息痛（非运动状态下出现下肢疼痛，缺血性静息痛多位于前脚掌，卧床休息时加重，夜间更明显）。

3. 皮肤破溃、坏疽（常伴局部发黑）　提示严重下肢缺血，通常同时存在皮肤营养性改变及运动能力减退。

大多数 LEAD 患者通常合并糖尿病神经病变引起的感觉功能异常，部分患者对疼痛刺激不敏感，所以很可能表现为无症状或无典型症状。临床查体可发现肢端皮温降低、下肢大动脉搏动减弱或消失，通过血管超声、下肢血管 CTA 等检查，可进一步明确缺血层面及严重程度。

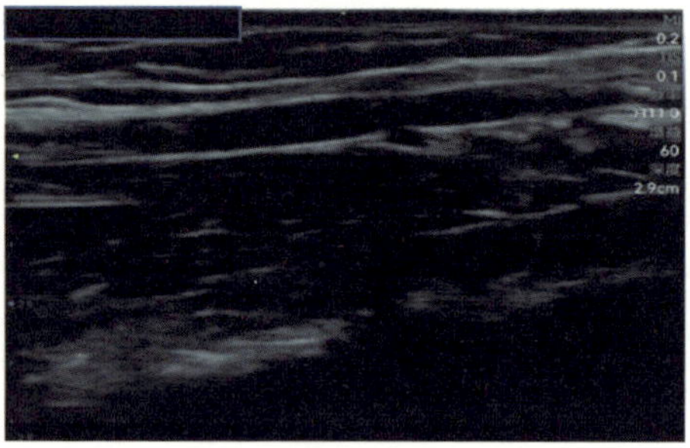

正常血管超声表现

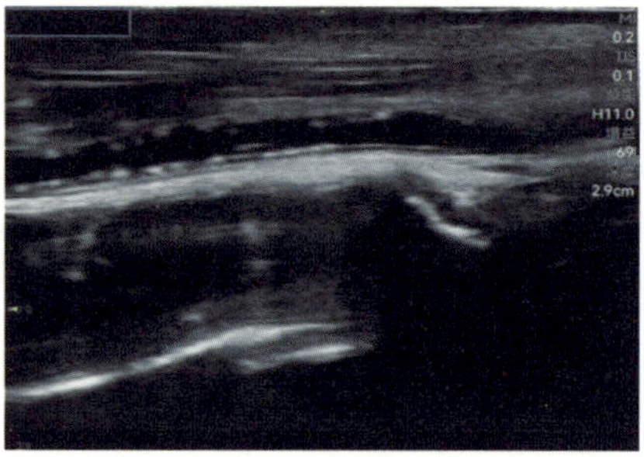

LEAD 患者动脉血管弥漫性内膜增厚、斑块

改变生活方式可以改善糖尿病患者下肢血管病变的发生发展吗

答案是肯定的，且任何时候开始都不晚。吸烟、糖尿病、高血压、血脂异常、肥胖、饮酒均为LEAD的危险因素，针对性地调整生活方式可有效干预病变进展。

吸烟是LEAD发生发展的重要危险因素，持续吸烟者严重肢体缺血及截肢风险显著升高。戒烟不仅能降低LEAD发病风险，已患病者戒烟还可提高总体存活率。糖尿病与LEAD关系密切，患病风险随病程延长而增加。研究表明，慢性炎症与血管病变相关，有效控糖、选用改善血管炎症的药物或食物，可延缓动脉病变进展。

步行锻炼是LEAD的有效治疗手段，平板运动或快走最为适宜。运动强度以引发间歇性跛行为度，休息后再继续，每次30～45分钟，每周至少3次，坚持3个月可延长步行距离、改善生活质量。同时，规律运动能增强胰岛素敏感性，助力控糖、减重及改善循环，进一步降低LEAD发生发展的风险。

糖尿病患者发生下肢血管病变都需要做手术吗

并非所有糖尿病下肢血管病变都需要做手术。在专科医生的指导下，通过生活方式干预及改善循环药物治疗，多数患者可获得良好疗效，生活质量明显提升。

1. 下肢血管病变的手术治疗适应证

- Fontaine 分期 Ⅱb 期以上的重度间歇性跛行，经内科规范治疗无效者。此类患者行动能力极差，严重影响生活，多主动要求手术。

- 踝肱指数<0.7，影像学证实髂股动脉存在病变，但因神经病变未表现出典型间歇性跛行者。这类患者病变隐匿，易延误治疗，进而发展为缺血性溃疡或坏疽。

- 糖尿病足溃疡合并 LEAD，且 Fontaine 分期Ⅲ期以上的严重肢体缺血者。

- 表现为缺血性溃疡、坏疽，尤其 Wagner 分级 4 级及以上的糖尿病足患者。此类情况若不及时进行手术，病情会持续进展，坏疽范围扩大。

存在以上情况者，需要考虑手术治疗，通过手术尽早恢复血供，可为溃疡愈合或截肢创面闭合创造条件。

2. 主要手术方式 手术治疗包括血管腔内介入治疗和血管旁路手术。

血管腔内介入治疗： 又称经皮腔内血管成形术（PTA）。先通过经皮选择性动脉造影明确病变部位及性质，再实施经皮球囊血管成形术、血管内支架植入术等。该治疗方式创伤小、恢复快、疗效确切且可重复，是目前 LEAD 的首选治疗方法，但存在费用较高、血管开通失败、造影剂肾病、出血等风险。

血管旁路手术：通常作为腔内介入治疗失败后的备选方案。手术中医生需要综合评估流入道血管、目标血管，以及连接二者的自体静脉或人工血管，同时还要应对感染、瘢痕等影响愈合的问题。

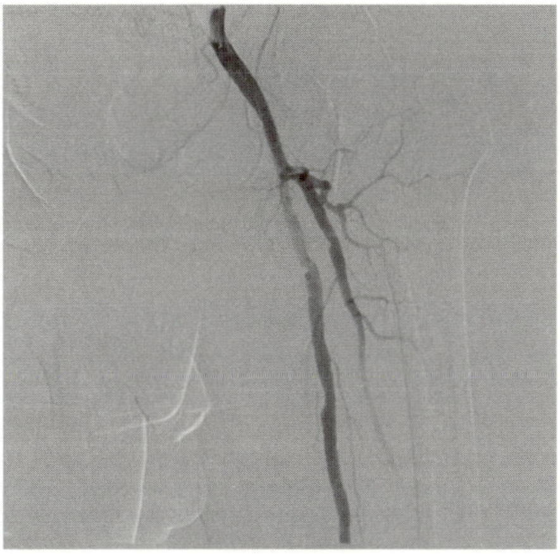

股-股浅动脉

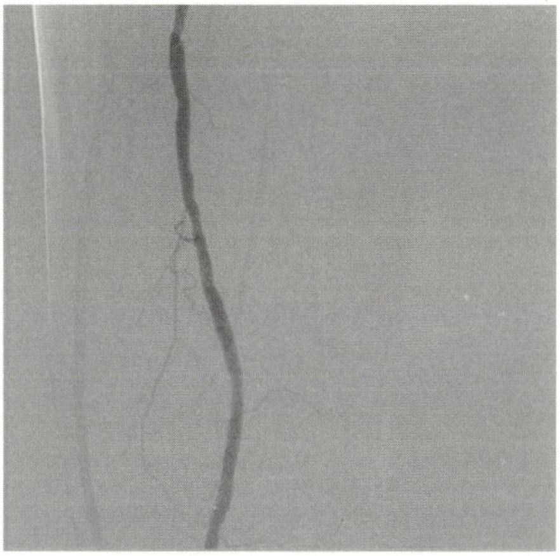

股-腘动脉段，节段性狭窄病变

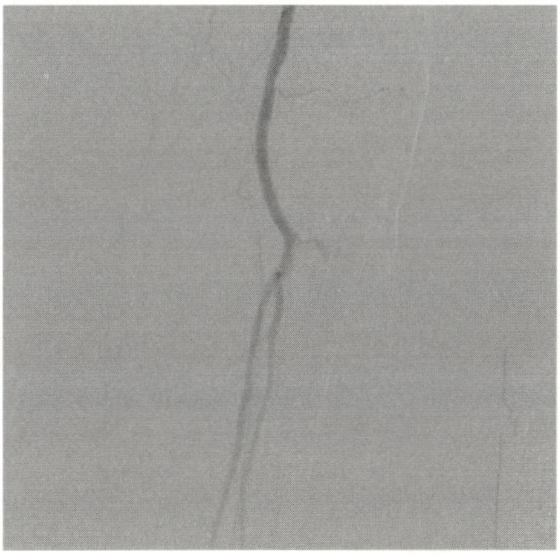

膝下三分支，胫前动脉闭塞病变

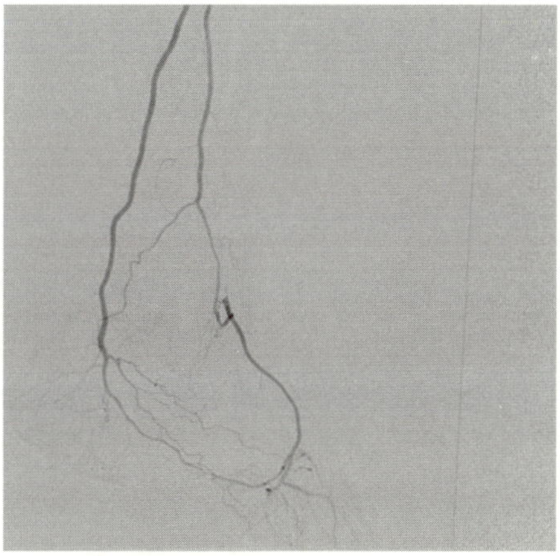

足部血管网，胫前动脉闭塞，腓动脉前交通支汇流至足背动脉弓

糖尿病足经皮选择性下肢动脉分段造影

什么是血运重建

血运重建是通过药物或手术手段，使狭窄、闭塞的动脉血管恢复血流灌注，以改善缺血器官供血的治疗方法。

以常见的冠状动脉狭窄为例，当狭窄达到一定程度时可诊断为冠心病；若出现严重狭窄或急性栓塞引发急性心肌梗死，冠脉血流会显著减少，此时血运重建就能有效恢复冠脉供血。临床常用三种方式恢复冠脉供血：一是药物治疗，ST 段抬高型急性心肌梗死患者若无法及时转运至可开展冠脉造影及支架植入的医院，可在当地医院进行溶栓治疗——通过注射溶栓药物溶解闭塞血管内的血栓，恢复血流；二是介入治疗，针对冠心病或急性心肌梗死患者，先经冠脉造影明确狭窄血管或“罪犯血管”，再通过球囊扩张、支架植入打通病变血管；三是外科搭桥，若患者血管病变复杂不适合植入支架，可采用冠状动脉旁路移植术（冠脉搭桥）完成血运重建。

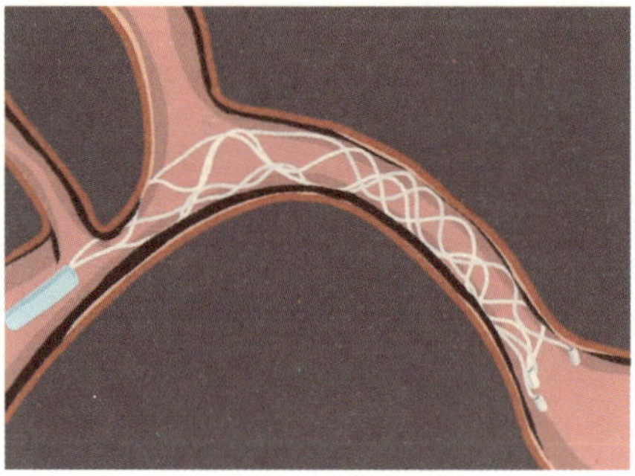

血管腔内支架植入

对于合并严重下肢缺血的糖尿病足患者，血运重建同样是治疗关键。下肢血运重建分为血管内介入和外科手术两类。外科常采用动脉旁路术，是经典有效疗法；近年来下肢动脉腔内介入治疗发展迅速，已成为首选方案。但普通球囊扩张及支架植入术后远期通畅率低、再狭窄风险高，因此血管腔内减容技术和药物涂层球囊应运而生。

糖尿病足下肢血管病变患者应该选择介入治疗还是外科手术治疗

缺血性糖尿病足溃疡坏疽的治疗目标为缓解疼痛、愈合创面及保护肢体功能，血运重建则是促进溃疡愈合、降低截肢平面的重要手段，主要包括外科旁路手术和血管腔内介入治疗两种方式。

糖尿病下肢血管病变有其特殊性：多累及膝下动脉（非糖尿病动脉硬化常累及髂股动脉），且胫前、胫后动脉等膝下血管多为两支以上同时病变，病变弥漫、常伴长段闭塞，部分血管开口模糊、钙化严重，疾病进展快、截肢风险高。此外，糖尿病足患者多高龄，常合并心脑血管疾病等多种并发症，身体耐受性差，外科旁路手术可能增加全因死亡率。

血管腔内介入治疗（如经皮动脉腔内成形术）通常在局部麻醉下进行，以普通或药物涂层球囊扩张为基础，必要时联合支架植入，也可通过斑块旋切、血栓清除等腔内减容术减少支架使用。该疗法具有微创、高效、相对更安全、恢复快的优势，是缺血性糖尿病足血运重建的首选。

血运重建后如何进行药物调整

缺血性糖尿病足是全身动脉粥样硬化的终末期表现，患者常合并严重心血管疾病，脑卒中、心肌梗死致死风险极高。因此，治疗目标不仅是保肢及保留肢体功能，更要通过危险因素管理和规范药物治疗，降低心脑血管疾病的发生率与死亡率。其中，年龄、性别等危险因素无法改变，但高血脂、高血压、糖尿病、吸烟、久坐等均可通过干预控制。

血运重建后的抗栓治疗至关重要：患者需要先接受 1～6 个月的短期双联抗血小板治疗（如阿司匹林联合氯吡格雷），用药时长根据术式决定，后期转为单药长期抗血小板治疗。此外，利伐沙班联合阿司匹林方案，在下肢血运重建后能减少心脏及缺血性肢体事件，可作为双联抗血小板治疗的替代选择；替格瑞洛、沃拉帕沙等其他抗血小板药物也能降低患者主要心血管不良事件风险。

血运重建术后患者应该如何进行随访和复查

血运重建术后的随访、复查与综合管理，对缓解疼痛、提升患者信心、提高溃疡治愈率及降低血管再狭窄发生率至关重要，应高度重视。术后 1 年内至少每 3 个月随访、复查 1 次，1

年后随访间隔可根据病情调整。

随访内容包括血糖、糖化血红蛋白、临床症状评估及踝肱指数（ABI）检查，也可按需选择容积描记法（PVR）、血管超声（DUS）等其他无创检查。复查时，医生会根据结果优化个体化治疗方案，包括调整血糖、血压、血脂控制药物及抗血小板药物等。同时，术后应尽早指导患者进行主动或被动运动，加强足溃疡处理以促进愈合；对于溃疡已愈合者，应强化足部护理宣教，预防复发。

如何通过中医治疗预防血运重建术后再狭窄

糖尿病足是糖尿病常见慢性并发症，患者久病易致脉络瘀阻，活血化瘀应贯穿治疗全程。适量使用活血化瘀药，既能预防和延缓糖尿病足发病，与介入治疗联用还能改善症状、降低血管再狭窄发生率、增加血流灌注、提升生活质量，同时调节手术前后患者的焦虑情绪，对血运重建术后再狭窄、血管硬化或闭塞等临床难题，中医药早已展现出良好疗效。

糖尿病足合并下肢动脉硬化闭塞症，是下肢动脉粥样硬化导致管腔狭窄或闭塞、引发肢体缺血的慢性疾病，属于全身动脉硬化在局部的表现。这就像家中水管生锈，往往不会局限于一处，生锈后管腔会变窄甚至堵塞，水流随之变小或中断。同理，糖尿病足患者血管闭塞，远端因缺血会出现下肢发凉、麻木无力、间歇性跛行、静息痛，严重时还会出现肢体缺血性溃疡、坏疽等症状。

中医理论将糖尿病足血运重建术后血管再狭窄分为血瘀型、痰浊型、气虚型三类，病位在脉络，病机为本虚标实——以气虚为根本，血瘀、痰凝闭阻络脉为标。再狭窄的病机属于血瘀证范畴：气虚无力推动血液运行，导致瘀血内停，引发动脉再闭塞、再狭窄；管腔支架植入虽能急则治标，开通局部血流，但会耗气伤血、损伤血脉，进一步加重气虚血瘀，部分血液溢出脉道形成离经之血；术后患者忧恐情绪会导致肝失疏泄，加之介入材料对动脉的刺激，气机受损更甚，致使津液、血液运行不畅，水液停聚加重痰浊，最终可能形成血栓，诱发再狭窄。中医预防糖尿病足血运重建后再狭窄的方法主要包括以下几类。

1. 中药口服方　以桃仁、红花、丹参、蜈蚣、地龙、川芎、全蝎、三棱、莪术等活血破血药为基础，根据证型配伍生黄芪、生白术、当归、党参、茯苓等补益气血药，或黄柏、萆薢、泽泻、苍术、薏苡仁、猪苓、厚朴等清热利湿药。常用中成药有活血化瘀丸、丹参片、通塞脉片、血栓通胶囊等。

2. 中药外洗方　以当归、桃仁、牛膝、丹参、红花、赤芍、川芎等活血化瘀药为主，搭配马齿苋、黄柏等清热利湿药，或生黄芪等补益气血药，通过外洗作用于局部。

3. 其他疗法　穴位注射丹参注射液等中成药，可直接作用于下肢血管、神经走行区域；配合艾灸关元、气海、足三里等穴位，能起到预防血管再狭窄的作用。

糖尿病足患者突发下肢疼痛、皮肤温度降低应该如何处理

心脏如同人体血液循环的“发动机”，通过动脉血管系统将动脉血输送至全身组织器官。当患有心房颤动、风湿性心脏病、心脏瓣膜病等时，局部血液易沉淀、凝固形成血栓。若血栓因各种原因脱落，会随血液流动，一旦卡在直径更小的血管中，就会堵塞血流，引发一系列症状，这一情况被称为急性动脉栓塞。

急性动脉栓塞的典型表现为“5P”征，因症状英文首字母均为 P 而得名：疼痛（pain）、苍白（pallor）、感觉异常（paresthesia）、无脉（pulselessness）、运动障碍（paralysis）。疼痛是最早出现的症状，表现为下肢突发剧烈疼痛；苍白、冰冷是血栓阻塞导致组织缺血，皮肤呈苍白色并散在青紫色，触之冰凉，远端更为明显，与健侧肢体温度差异显著；感觉异常多出现于早期，初期为麻木、发胀，严重时出现麻痹，异常区域常呈袜套样或手套样分布；无脉，即动脉搏动消失，是血流中断的直接表现，栓塞部位以下动脉搏动无法触及；运动障碍则是因肢体肌肉缺血导致活动受限。

因此，当糖尿病足患者突发下肢疼痛、皮肤温度明显降低

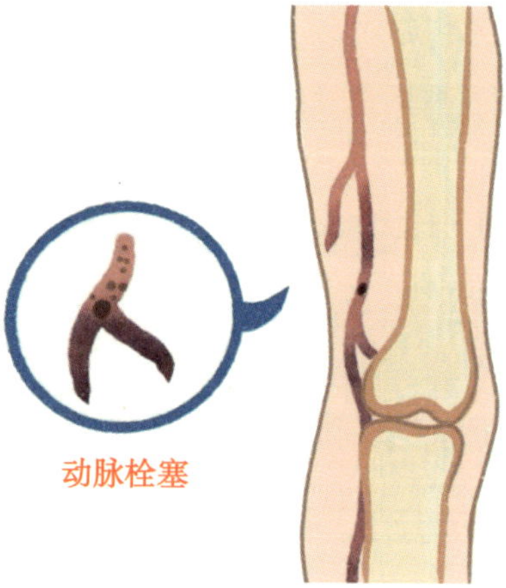

下肢动脉栓塞

时，应警惕是否同时伴随感觉异常、肢体苍白、运动障碍等症状。若出现上述表现，应高度怀疑急性下肢动脉栓塞。该疾病可能导致下肢缺血坏死，严重时还会引发休克甚至危及生命，早期诊断和及时治疗是挽救缺血肢体的关键，能有效降低截肢风险、改善预后，建议患者立即就医。

糖尿病足患者可以选择哪些物理治疗方式

物理治疗是采用声、光、冷、热、电、力（运动、压力等）等物理因子，通过非侵入性、非药物性手段改善人体功能障碍或病变的治疗方式。针对糖尿病足易出现足溃疡的特点，其物理治疗可分为通用治疗与溃疡专项治疗两类。

1. 通用治疗　适用于所有糖尿病足患者，包括按摩、运动、正负压治疗三种方式。

按摩治疗：以适宜力度向心脏方向按摩，促进静脉与淋巴回流，帮助减轻肢体水肿。

运动治疗：可改善下肢血液循环，延缓或预防肌肉萎缩。推荐动作：平卧位伸直患肢并抬高 45°，维持数分钟后放下；同时配合脚趾与踝关节的伸屈活动，即可达到锻炼效果。

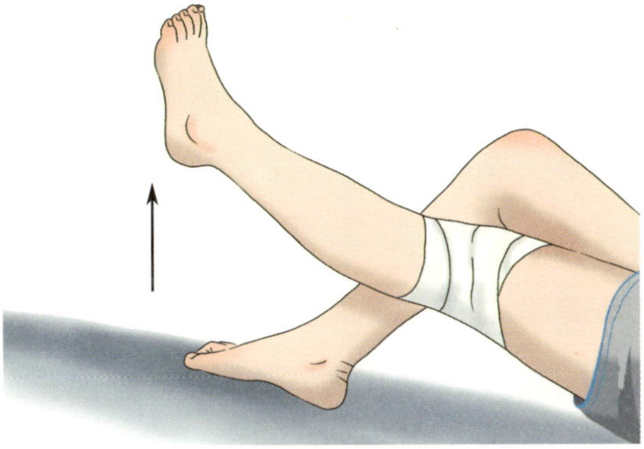

平躺时患肢抬高 45°

正负压治疗：需在专业医生的指导下规范进行，以保障治疗安全。

2. 足溃疡专项治疗　包括清创治疗、非电离辐射治疗、超短波治疗、激光治疗及漩涡浴等，均应在医院由医生操作或指导完成。这些治疗可有效清除坏死组织、控制创面感染、促进溃疡愈合，进而改善患者步行功能与日常生活能力。

中药浴足在治疗糖尿病足方面有哪些作用及优势

中药浴足是中医外治的经典手段，具有操作简便、疗效确切、不良反应小的优势，适合糖尿病患者居家开展。医生会根据患者的具体情况辨证分型，选用益气活血、消炎解毒、祛腐生肌或舒筋通络类中药，患者可将药物煎煮后泡脚，或直接使用配制好的中药浴足包。这种方式能改善肢端气血虚衰、脉络瘀阻的问题，辅助恢复足部血流，在糖尿病足防治中应用价值较高。

推荐浴足方剂：①糖尿病足散：当归尾、鸡血藤、大黄、丹参、虎杖、红花、牛膝、桂枝、独活、羌活、防风、桑寄生、透骨草、艾叶、细辛、麻黄、海桐皮、制川乌；②活血通络剂：丹参、川芎、透骨草、牛膝、红花、乳香、没药、连翘、金银花。

注意事项：水温需严格控制在35～37℃以下（建议用温度计测量或由家属协助确认），每次浸泡10～15分钟，每日1次即可。浴足方剂的具体药物及剂量应遵医嘱，皮肤破溃者禁用此法。

穴位注射对糖尿病足有何作用

穴位注射是将药物注入特定穴位的治疗方法，借助经络循行将药物精准送达下肢神经，实现经穴刺激与药物作用的双重调节。目前临床治疗糖尿病足常用穴位为足三里、三阴交、阳陵泉。

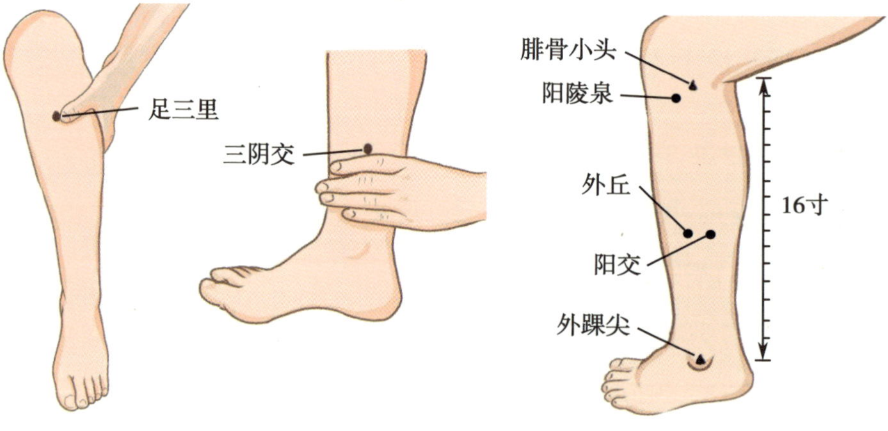

足三里、三阴交、阳陵泉

针刺疗法在治疗糖尿病足方面有哪些作用及优势

针刺疗法是将毫针按特定角度刺入人体穴位，通过专业行针手法产生刺激以防治疾病，可作为糖尿病足的有效辅助疗法。其核心功效为温阳散寒、活血化瘀、清热除湿，且具有双向调节作用，恢复气血阴阳平衡。

通过辨证选用针刺处方，可降低患者血液黏稠度、提升下肢动脉血流灌注量、改善血管功能，尤其适合糖尿病足 0 级患者及缓解期患者。常用穴位包括内关、合谷、足三里、三阴交等，这些穴位能滋阴补肾、益气通脉，通过扩张血管、保护神经、缓解痉挛、改善微循环来发挥治疗作用。

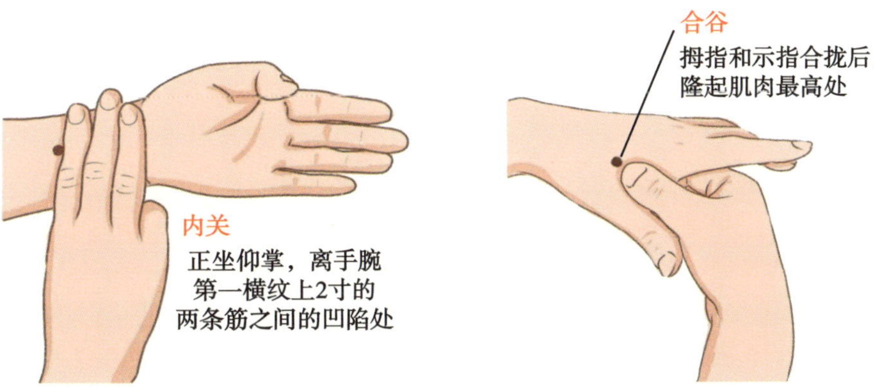

内关、合谷

艾灸在治疗糖尿病足方面有哪些作用及优势

艾灸是通过艾条燃烧产生的热效应作用于体表穴位或特定

区域的治疗方法，对糖尿病足可起到行气活血、疏通经络、温阳散寒、调和脏腑、滋养肌肤的功效。

治疗原理包括三方面：一是艾烟与艾油中的活性成分具有杀菌作用，可降低溃疡感染风险；二是温热效应能促进患肢局部微循环，加速新陈代谢；三是通过刺激穴位可强化经络功能，调和人体阴阳。

艾灸操作简便，患者不适感轻，治疗后可明显减轻足部疼痛与不适，患者满意度较高。为避免烫伤（糖尿病足患者足部感知较弱），艾灸时间以 15 分钟为宜，同时应控制艾条与皮肤的距离，避免直接接触。推荐穴位：患侧足三里、三阴交、涌泉、太溪、阳陵泉、阴陵泉、解溪。

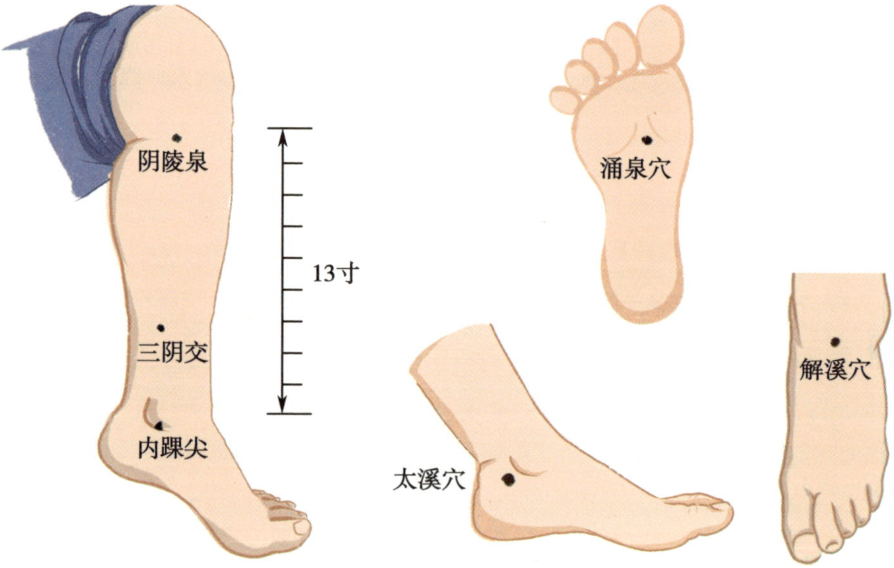

足部常用穴位示意图

清创后患者及家属需要注意什么

糖尿病足患者常存在患肢感觉异常，且皮肤屏障脆弱、易受损，而清创属于有创操作，因此术后患者及家属需要重点关注以下护理要点。

1. 密切观察创面变化 每日查看创面愈合情况及有无新发损伤，重点关注是否出现出血、溢脓；是否伴随难以耐受的疼痛或肿胀；创面范围是否持续扩大；局部皮肤温度有无异常改变。

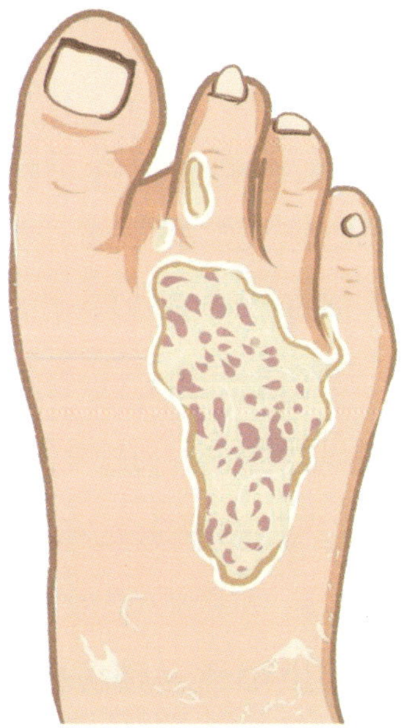

糖尿病足创面出血、溢脓并伴随疼痛

2. 规范换药与敷料管理 定期为患者更换敷料，保持创面清洁、干燥。具体换药频次需要结合创面实际情况调整，通常为每日 1 次或每 2 日 1 次。

3. 严格监测与控制血糖 按时监测血糖水平，确保血糖维持在正常范围，避免出现剧烈波动，因为高血糖或血糖不稳会直接影响创面愈合。

清创后需要调整药物吗

清创前使用的降糖药、抗感染药、改善循环药及营养神经药等，术后一般无须调整。但要特别注意患肢保护：医生应指导患者近期卧床休息，减少创面受力，同时抬高患足；尤其要加强脚后跟的保护（如在小腿下方垫软枕或泡沫垫），避免患肢与床褥长期受压引发坏死。若必须下床活动，应借助拐杖或轮椅，防止创面受压。

敷料是越贵越好吗

敷料的核心作用是为创面营造“利于修复、抑制细菌”的愈合环境，其效果与价格并无直接关联。临床常用敷料包括传统纱布、棉垫，以及水凝胶类敷料、银离子敷料、藻酸盐类敷料、水胶体类敷料、油纱类敷料和泡沫类敷料等特殊类型，每种敷料都有独特的特性和适用场景，应结合患者的创面情况选择。

医生通常会根据创面的大小、深度、性质（如干燥、渗液多或伴脓液）、患者舒适度及性价比综合判断，“适合的才是最好的”。糖尿病足常用功能性敷料如下。

1. 水凝胶类敷料　可为创面提供湿性、微酸性的愈合环境，保护创面、减轻疼痛，同时能促进肉芽组织生长，溶解黑痂及坏死组织，还可填充窦道、腔隙类伤口，保护外露的骨膜和肌腱。

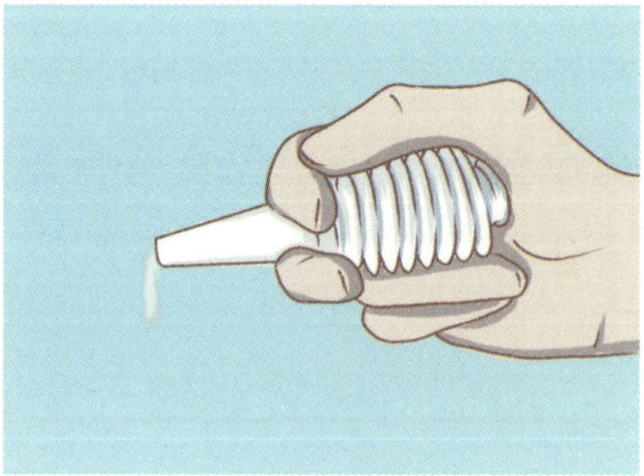

水凝胶类敷料

2. 银离子敷料　主要作用是抗感染，具有高吸收、无侵蚀特性，质地柔软服帖，换药时无痛；能安全高效抗菌并持续释放适宜浓度的银离子，可根据创面需求灵活用于填充或覆盖。

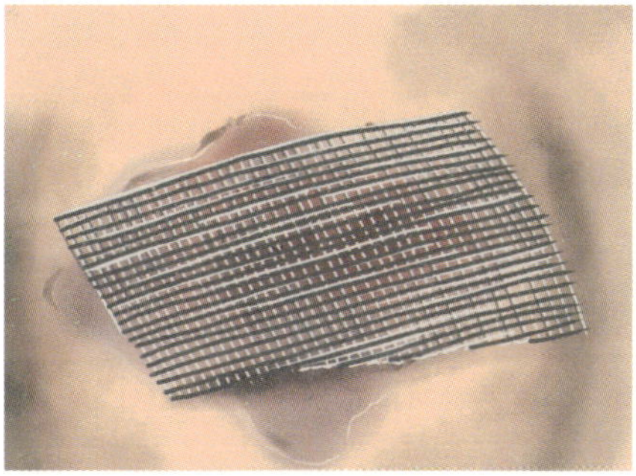

银离子敷料

3. 藻酸盐类敷料　由天然海藻提取制成，主要成分为藻酸钙盐。可提供湿性愈合环境，兼具止血、护创、镇痛作用，能促进肉芽组织生长、溶解坏死组织，吸液能力极强（可达自身重量的17～20倍），还适用于填充腔隙、瘘管、窦道等特殊创面，加速愈合进程。

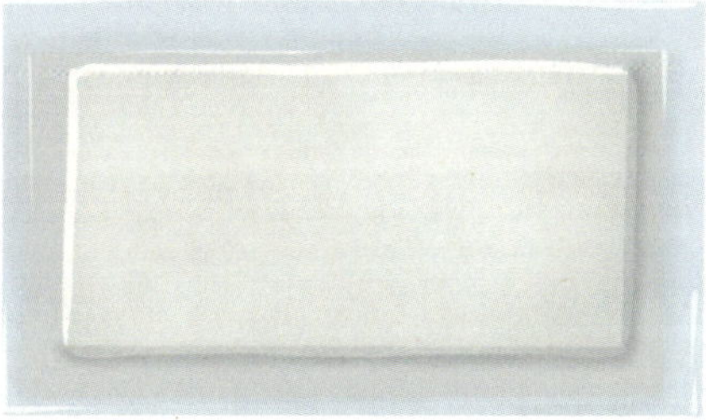

藻酸盐类敷料

4. 水胶体类敷料　主要成分包括羧甲基纤维素钠、合成弹性体、医用黏合剂等，表层覆有半透膜。能维持创面的湿性环境，保护创面、减轻疼痛，促进肉芽组织及上皮组织

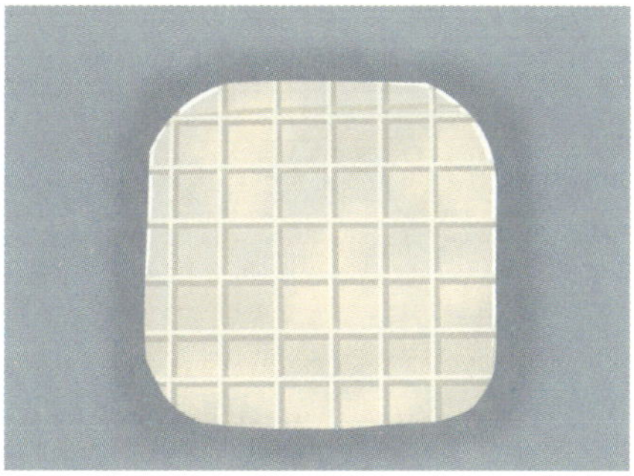

水胶体类敷料

生长，溶解坏死组织，且有助于减少瘢痕形成。

油纱类敷料

5. 油纱类敷料　含医用化学成分的油剂纱布，黏性低，更换时不会损伤新生肉芽和上皮组织，实现无痛揭除；可保持创面湿润，同时允许分泌物从网眼渗出，剪裁、使用方便。

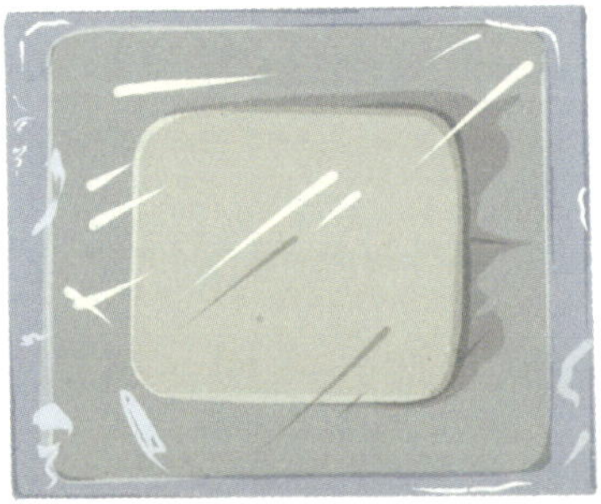
泡沫类敷料

6. 泡沫类敷料　能为创面提供湿性愈合环境，起到护创、镇痛作用，可促进肉芽组织生长、溶解坏死组织，且吸液能力强，能避免渗液浸渍周围正常皮肤。

清创后患者在饮食、运动等生活方式方面需要注意什么

饮食与运动是糖尿病患者控制血糖的重要手段，清创术后，科学的生活方式管理对创面愈合尤为重要，具体要点如下。

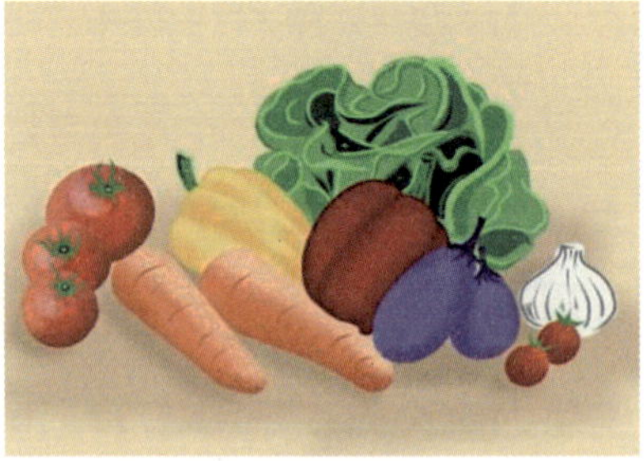
清淡食物

1. 饮食　控制总热量摄入，以清淡饮食为主，避免油腻食物；

适当补充优质蛋白质，多选择粗粮、蔬菜等富含膳食纤维的食物。严格戒烟、戒酒，限制食盐摄入，同时减少味精、酱油等高盐调味料的使用。进食时放慢速度，细嚼慢咽，助力消化与血糖稳定。

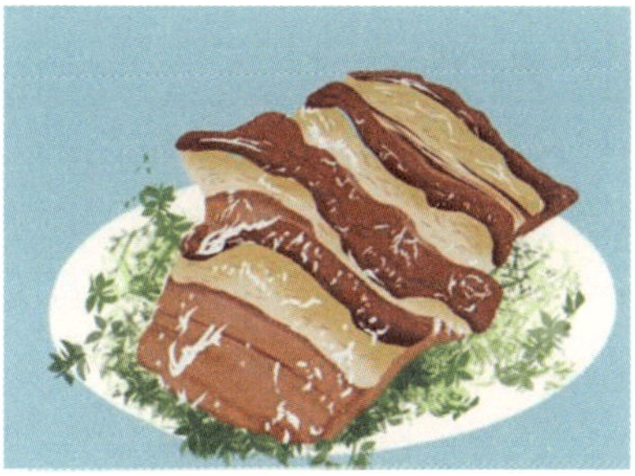

油腻食物

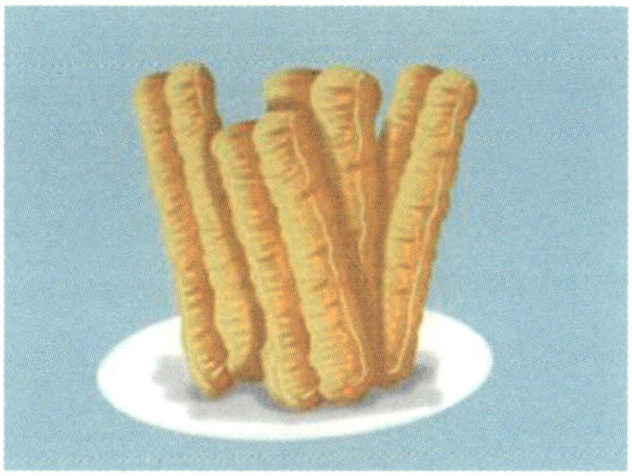

油炸食品

2. 运动　无论行动是否便利，都应坚持适度运动。运动不仅能预防血栓形成，还可辅助调控血糖、血脂，为创面愈合创造有利条件。若行走不便，可在坐位或卧位时进行主动或被动的肢体活动（如下肢勾脚背动作）；若创面允许行走，建议选择散步、骑行等低强度运动，避免创面受力损伤。

清创后患者进行物理治疗有用吗

清创后物理治疗的主要目的在于预防创面感染、加速愈合进程，临床应用广泛且效果明确。常用方式中，理疗与全身高压氧治疗可有效改善创面炎症状态及局部微循环；HYJ 微波炎症治疗仪通过高频电疗产生热效应，能增强血管通透性、调节内分泌、加速新陈代谢，具有消炎、消肿、镇痛及受损细胞修复的多重作用，且操作简便。

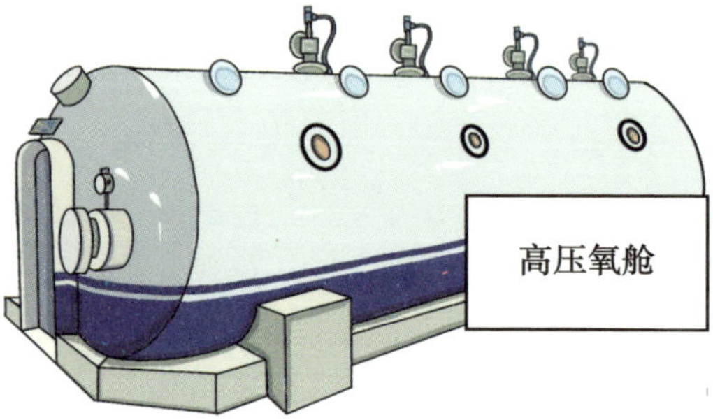

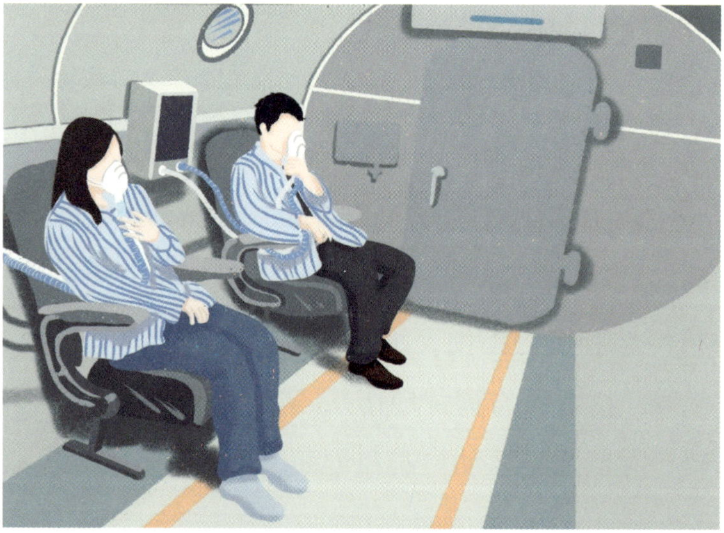

高压氧舱外部及内部示意图

糖尿病足患者出院后需要定期复诊与随访吗

糖尿病足的出院标准并非创面完全愈合，国内外专家共识及指南明确，只要患者病情稳定、血糖个体化达标、并发症与合并症得到控制，且出院后能获得监护护理，即使创面未愈合也可以出院。

出院后患者需要持续管理多项事宜，包括抗生素使用方案及疗程，减压支具与鞋袜穿戴，抗凝、抗血小板药物应用，血糖、血压等全身指标管控，以及特殊创面的换药保护。定期随访能及时调整治疗方案，即便创面完全愈合，也要在专科门诊定期评估足底生物力学、下肢血管及周围神经病变情况。医患可通过互联网＋线下门诊等方式建立联系，确保病情变化时能及时干预。

研究显示，多数糖尿病足溃疡经规范治疗可在1年内愈合，但复发率较高。国内外权威机构均强调，定期随访与患者教育是预防复发的关键。

糖尿病足患者门诊换药有哪些注意事项

糖尿病足患者达到出院标准后，应继续门诊换药直至创面彻底愈合。门诊换药的核心作用有两点：一是为创面创造相对无菌环境，避免再次感染；二是营造利于创面愈合的生长环境，加速创面恢复。因此，应由经验丰富的糖尿病足专科医务人员制订并落实换药方案，且根据病情变化及时调整。

创面处于动态变化中，湿度和温度是愈合的关键。渗出较多时应增加换药频率并使用高吸收敷料；渗出较少或干燥时，应适当湿敷或使用凝胶类保湿剂。患者应严格遵医嘱，接受科学、系统的对症治疗。

患者换药时应携带血糖记录本，方便医生根据血糖情况调整降糖方案。饮食管理同样关键，患者可向营养师咨询饮食建议，在控制血糖的同时为创面愈合提供充足营养。此外，运动方式、运动量、烟酒习惯等均会影响创面修复，患者应主动咨询医生，获取针对性健康指导。

糖尿病患者足部出现溃疡时还能进行足浴吗

足浴是我国流传千年的养生习惯，对多种疾病有改善作用，但糖尿病患者足部出现溃疡后，不建议自行浴足。

溃疡意味着足部上皮组织缺损，而皮肤是人体抵御感染的第一道屏障，再加上糖尿病患者自身免疫力较弱，自行浴足极易引发或加重感染，甚至导致脓毒血症。同时，糖尿病足患者多合并血管和/或神经病变，对温度感知不敏感，自行浴足还可能引发烫伤等意外。创面愈合需要稳定的微环境，治疗期间医生会对创面进行清创、使用专用敷料等处理，自行浴足会破坏局部微环境，影响愈合。

临床中专科医生会根据患者的具体情况，使用医用洗剂进行专业“足浴”，常用药物如下。

1. 双氧水　主要用于清除脓块、血块及坏死组织。

2. 碘伏　可杀灭多数致病菌、部分霉菌及病毒。

3. 康复新液　具有抗炎消肿、促进肉芽组织生长、加速坏死组织脱落的作用。

部分患者还可在专业中医师的指导下使用复方黄柏液、虎黄烧伤搽剂等中成药，以灭菌用水稀释、配制成足浴液，短时间浸泡创面（通常 15～30 分钟，根据病情调整）。

注意事项：无论使用哪种医用足浴液，都必须在专业医生的指导下进行。浸泡后要用生理盐水或灭菌用水冲洗干净创面残留液，用无菌纱布擦拭后及时进行后续清创换药。

外用中药在糖尿病足的治疗中有哪些作用及优势

张寿颐在《疡科纲要》中提到："疮疡为病，发见于外，外治药尤为重要"，中药外治法一直是糖尿病足的重要治疗手段。由于糖尿病足患者肢端血运差，口服药物难以直达病所，局部应用中药可有效弥补这一不足。

外用中药的核心优势是直接作用于患部，药力直达病灶，能改善局部血液循环、抑制病原菌生长繁殖，实现消炎止痛、促进创面愈合的效果。目前临床常用的外用中药制剂，多以清热解毒、活血化瘀、祛腐生肌为治疗原则，主要包括油膏和散剂两类。油膏可保持创面湿润、减少外界刺激，同时发挥中药抗菌促愈功效，避免过度使用抗生素；散剂，如七星丹、拔毒生肌散等，应避免创面过度干燥，可与油膏混合使用或撒于创面后外敷油膏。

此外，黄麻、黄连浸出液、黄柏浸出液等中药，对糖尿病足感染也有一定治疗作用。

糖尿病足患者创面愈合后还需要接受其他治疗吗

糖尿病足的发生和进展是多因素综合作用的结果，患者多合并周围神经病变、周围血管病变、心脑血管疾病等并发症，病情较为复杂。糖尿病足愈合后复发率高，愈合患者属于高危足人群，复发风险远高于普通糖尿病患者。

控制血糖是预防复发的基础措施，但仅靠控制血糖还远远不够。吸烟，血压、血脂控制不佳，周围神经及血管病变未改善，足部机械力学异常等，都是溃疡复发的独立危险因素。因此，还需要严格戒烟、均衡营养、积极改善周围神经和血管病变、优化足部受力情况等。

此外，糖尿病足治疗周期长、家庭负担重，尤其是截趾或截肢后的患者，易出现抑郁情绪，这些情绪问题会增加复发风险。家属应关注患者心理健康和认知状态，必要时寻求专业心理干预，帮助患者树立正确的疾病认知，这对预防复发同样重要。

创面负压治疗的护理要点有哪些

创面负压治疗技术于1992年在德国发明，适用于急性骨折合并皮肤创伤、压力性损伤、溃疡、术后创面、烧伤等急慢性创面，尤其对糖尿病足、压疮、静脉性溃疡效果显著。

作用机制是通过医用海绵覆盖创面，用医用贴膜密封后，外接吸引管与负压源，施加持续或间歇式负压，持续吸引创面渗液、坏死组织及细菌，清洁创面并改善局部血供，促进肉芽组织生长，避免感染加重，加速创面愈合。创面负压治疗的护理要点是保持创面持续、有效的负压。

1. 定期观察负压装置，检查创面密封性、是否漏气、负压压力是否在正常范围、吸引管是否通畅及固定良好，切勿牵拉、折叠管道或擅自调整负压参数。

2. 若医用海绵膨胀变软、贴膜周边有吸气声响，提示密封性不佳；吸引管内有凝结血块或黏稠分泌物且不随负压移动，提示管道堵塞；便携式负压装置报警时，应立即联系主诊医生处理。

3. 密切观察引流瓶内引流液的量、颜色及性质，发现异常应及时报告医生。

此外，接受该治疗的患者多需要长期卧床，应保证高蛋白、高热量、富含维生素及膳食纤维的饮食，少食多餐、适量饮水，预防便秘；同时循序渐进进行关节主动与被动运动、呼吸训练等，预防深静脉血栓等并发症。

富血小板凝胶可以治疗糖尿病足吗

富血小板血浆（PRP）是将人全血经离心后获得的血小板浓聚物，浓度为正常血液的3～5倍。富血小板凝胶（PRG）由PRP经凝血酶和/或钙剂激活形成，含有高浓度生长因子、纤维蛋白、免疫活性细胞等成分。

其中的生长因子能加速修复细胞增殖分化、促进肉芽组织生长，同时具有抗菌、止血功效，可加快溃疡愈合、减少瘢痕形成。

糖尿病足溃疡愈合的关键是改善供血和促进组织生长，而患者常因创面组织坏死、上皮缺损，合并血管和 / 或神经病变导致下肢血供变差，愈合缓慢且易继发感染。PRG 可不受创面形状、大小及深度限制，直达病灶，促进肉芽及上皮组织生长，尤其适用于感染控制后截肢创面不愈合的患者，能降低再截肢风险，节约治疗时间和费用，是糖尿病足及慢性创面的有效治疗选择。

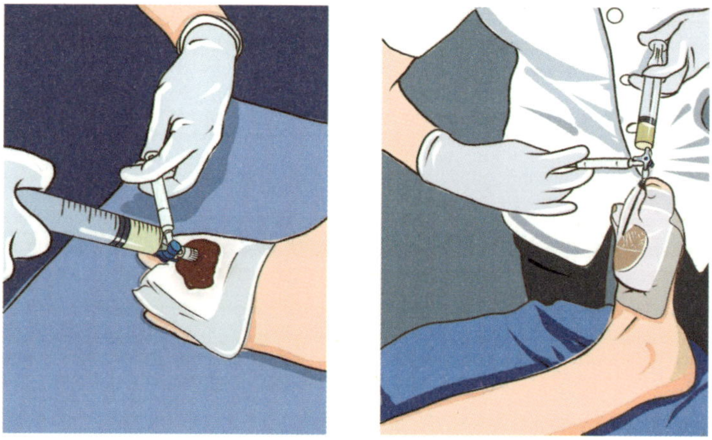

富血小板凝胶的使用

抗生素“骨水泥”能治疗糖尿病足吗

抗感染是糖尿病足治疗的重要环节，抗生素“骨水泥”作为一种新型生物材料，在临床中得到广泛应用。

“骨水泥”主要成分是聚甲基丙烯酸甲酯，添加抗菌物质后制成抗生素“骨水泥”，可稳定、持续地释放抗生素，在局部形成高药物浓度，发挥持久抗感染作用，同时助力局部血流重建，促进创面愈合，减少手术次数，缩短住院时间。

部分患者担忧抗生素初期高浓度释放会引发局部或全身不良反应，以及诱导耐药菌株产生。但目前相关研究显示，抗生素“骨水泥”引发全身过敏反应的情况极少，且对微生物耐药性无明显影响，治疗安全性良好。

抗生素“骨水泥”尤其适用于清创后遗留较大无效腔、伴有软组织感染或慢性骨髓炎的糖尿病足患者，是安全有效的治疗选择。

高压氧和局部氧疗可以治疗糖尿病足溃疡吗

高压氧和局部氧疗均为无创物理治疗手段，是糖尿病足溃疡的重要辅助治疗方式，能改善创面炎症和微循环，有效促进溃疡愈合。

组织生长需要至少 40mmHg 的氧分压，而糖尿病足患者常因微循环缺血，叠加感染、渗出等炎症反应，导致创面供氧不足，延缓愈合。氧疗通过提高组织氧含量，促进血管生成、增加生长因子表达、抗氧化、控制感染、减轻炎症，从而加速溃疡愈合。

高压氧疗是让患者在高于一个大气压的环境中吸入高浓度氧，国际常用方案为压力 2.0～2.5 个绝对大气压，每次 90～120 分钟，每日 1 次，疗程 20～40 次。但该疗法不适用于下肢存在严重血管狭窄或闭塞的患者，这类患者局部血供不足，难以将氧气有效输送至创面。

局部氧疗无须依赖受损的血管系统，直接向创面供氧，将氧气渗透至创面床，适合血管病变严重的患者。糖尿病患者可根据自身病情，在医生的指导下选择合适的氧疗方式。

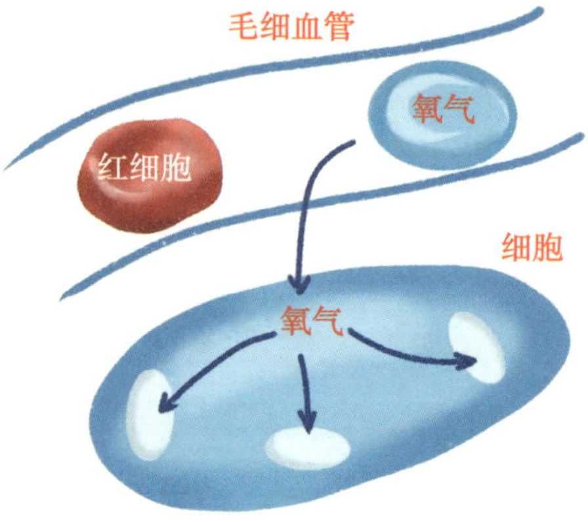

氧气从血管到组织

截肢意味着糖尿病足治愈吗

截肢是糖尿病足的重要治疗手段之一。据综述统计，我国11%～24%的糖尿病足患者最终需要接受截肢治疗。截肢绝非首选，而是断腕求生的无奈之举——当病情进展至需要截肢时，意味着局部病变已无法逆转，只能通过去除坏死组织保全生命。

糖尿病足的截肢治疗在我国有着悠久的历史，先秦时期《黄帝内经·灵枢·痈疽》中就有“发于足趾，名脱疽，其状赤黑，死不治；不赤黑，不死。治之不衰，急斩之，不则死矣。”的论述，唐代孙思邈的《千金要方》也对其有相关描述。可见古人早已认识到截肢的必要性，但这一手段并不等同于糖尿病足治愈。

若将人体比作一棵大树，糖尿病足便是树上腐败的枝干。为保护大树存活，剪去腐枝无可厚非，但仅做切除而不改善土壤肥力、防治病虫害，大树仍会再次出现腐枝，甚至整株枯萎。糖尿病足的治疗亦是如此，截肢只是治疗的“中途站”，而非终点。术后需要重点关注以下六方面。

1. 控制血糖与血脂　稳定的血糖、血脂水平如同大树赖以生长的肥沃土壤，既能保障截肢创面早日顺利愈合，又能从根源上减少新的溃疡、坏死风险，是术后康复的基础。

2. 控制感染　局部感染是糖尿病足的重要诱因，而糖尿病患者本身存在易感染体质，即便切除了坏疽组织，仍可能出现术后创面感染、愈合困难甚至再次截肢的情况。需要强调的是，术后是否使用抗生素应结合临床评估，并非所有患者都需要抗感染治疗，且单纯依赖抗生素无法确保残端愈合或杜绝再次感染。

3. 功能锻炼　创面愈合后，患者需要在康复师的指导下开展针对性锻炼，如股四头肌等长收缩、臀肌收缩等，同时根据

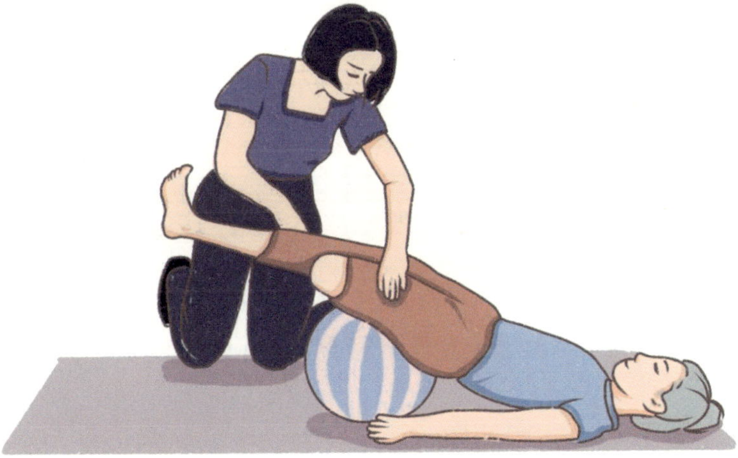

在康复师协助下进行功能锻炼

截肢平面进行关节活动训练，既能预防关节挛缩，又能增强残端皮肤的耐磨性，为后续使用义肢打下良好基础。

4. 适配合适的义肢　糖尿病足患者残端皮肤更脆弱、敏感，义肢选择需要格外用心。建议选用内层含凝胶套或硅胶套的义肢以保护残肢，佩戴后锻炼应循序渐进，避免过度活动导致皮肤破损而继发感染。如今，仿生学与3D打印技术的发展让义肢私人定制愈发普及，大幅提升了佩戴的舒适性。

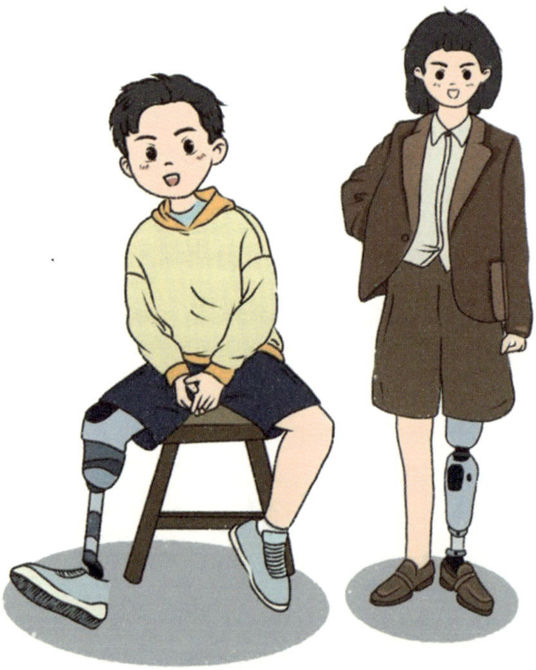

选择合适的义肢

5. 坚持足部自查　医务人员需要指导患者掌握自查方法：每日检查残端皮肤，若出现红肿、破溃和麻木，应立即停用义肢并就医；同时定期排查对侧足部，一旦发现红肿、溃疡等异常应及时就诊，避免对侧足发展至截肢程度。

6. 强化心理疏导　截肢带来的身心创伤易使患者出现焦虑、抑郁情绪。此时医护人员与家属应给予患者足够的耐心，通过物理干预、注意力转移等方式，帮助患者走出心理阴影，重建生活信心。

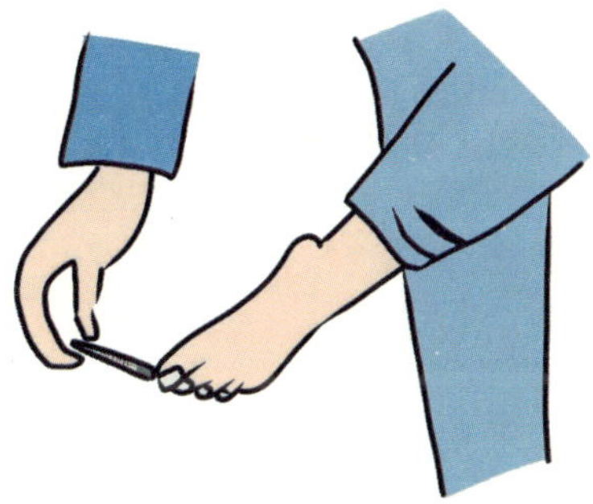

重点：如果足部出现红肿、破、麻木等，及时就医。

每天自查足部

截肢好还是保肢好

糖尿病足治疗中截肢与保肢的选择，应结合患者的病情分级、身体状况等个体因素综合评估，不能一概而论。临床判断的依据是糖尿病足 Wagner 分级。

当 Wagner 分级达 4～5 级时，即出现足趾或全足坏疽，此时病变组织已完全失去生机，如同大树上无法挽救的腐枝，若不及时切除会危及全身健康，截肢治疗成为必然选择。

对于 Wagner 分级 1～3 级（局部感染或浅表至深及肌腱的溃疡，未出现坏疽）的患者，医生会优先考虑保肢治疗。随着医学技术发展，保肢手段已从传统清创换药，拓展至超声引导下精准清创、封闭负压引流、血管重建、干细胞移植、横向骨搬移等，为受损组织修复提供了更有力的保障。

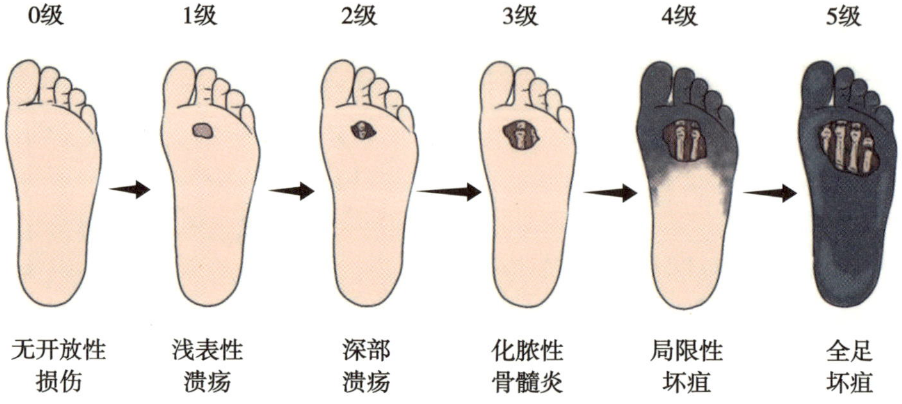

糖尿病足 Wagner 分级

就治疗难度而言，破坏性的截肢手术远比重建性的保肢治疗简单。保肢治疗疗程常长达数月，过程更为复杂，这就需要患者及家属给予医生充分的信任与耐心。临床中不乏患者在保肢期间轻信网络“神医”，盲目尝试各类偏方，花费巨额费用却导致感染加重、引发脓毒性休克，最终虽保住性命，却不得不接受截肢手术的案例。

糖尿病足的治疗是一个复杂的大工程，糖尿病足分级并非固定不变，病情可能随时间而变化。因此，无论倾向保肢还是面临截肢，患者都应前往正规医院糖尿病专科就诊，由专业医生评估后制订个体化治疗方案。

截肢对糖尿病足患者有哪些影响

人体结构经过长期进化形成精密的平衡，每部分都承载着独特功能。糖尿病足患者因病情需要截肢后，不仅会改变身体形态，还会对生理和心理产生多重影响，具体可分为对截肢残端和健侧肢体两方面的影响。

1. 对截肢残端的影响

疼痛：疼痛是截肢患者最常见的问题，主要分为残端疼痛和幻肢痛两类。残端疼痛是真实存在的躯体疼痛，多由残端慢性软组织损伤、骨刺形成或神经瘤引发，常表现为局部麻木、刺痛；幻肢痛则是患者主观感受到已截除肢体仍存在的疼痛，性质多样，如针刺痛、烧灼痛或切割样痛。两类疼痛均需要进行规范镇痛治疗，其中幻肢痛在镇痛基础上还需要配合心理干预。

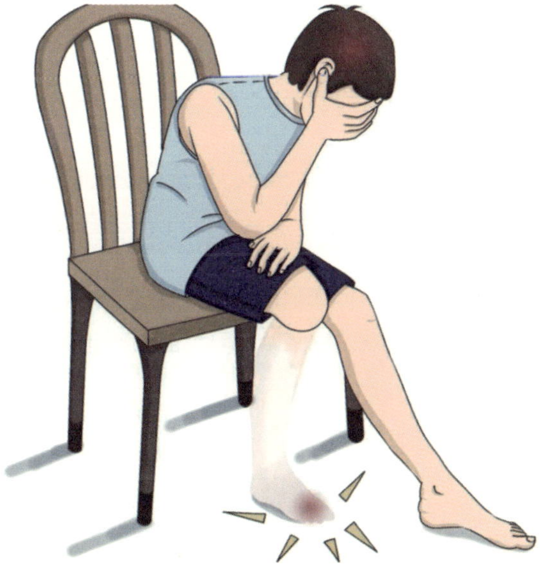

截肢后可能出现幻肢痛

外观改变：肢体缺失会直接影响外观，创面愈合后形成的瘢痕增生、挛缩、皮肤角化及关节畸形会进一步加重这种影响。不过，随着仿生学与3D打印技术的发展，定制化义肢的出现已能有效改善这一问题。

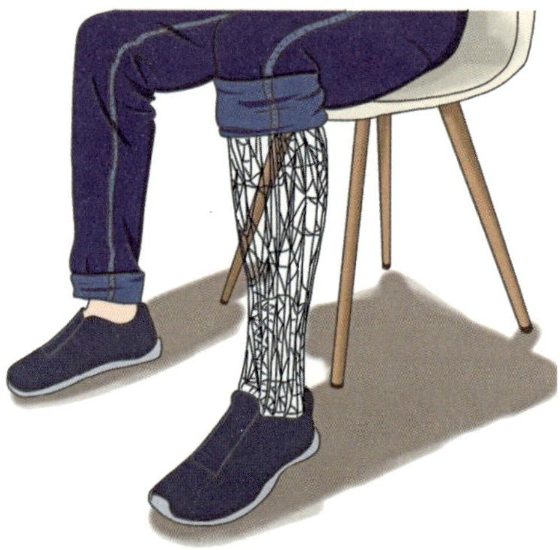

合适的义肢可减少截肢对外观的影响

功能障碍：残端疼痛、活动受限及局部血管神经营养不良，易导致残端肌肉萎缩、关节活动受限，进而影响日常活动。通过佩戴支具、适配义肢及坚持功能锻炼，可有效弥补部分功能受损。

2. 对健侧肢体的影响　截肢后患侧功能受损，患者步态会发生改变，导致健侧肢体在运动中需要承担更多负荷，因此更易出现慢性病变。国内外研究证实，糖尿病足截肢患者健侧关节慢性病变发生率显著高于普通人；同时，截肢后主动脉压力升高，还会增加健侧下肢动脉粥样硬化的风险。

截肢后患者应该如何预防糖尿病足复发

国内文献统计显示，我国糖尿病足截肢术后 1 年内溃疡复发率高达 21.6%，预防复发任务迫切。做好以下几点可有效降低复发风险。

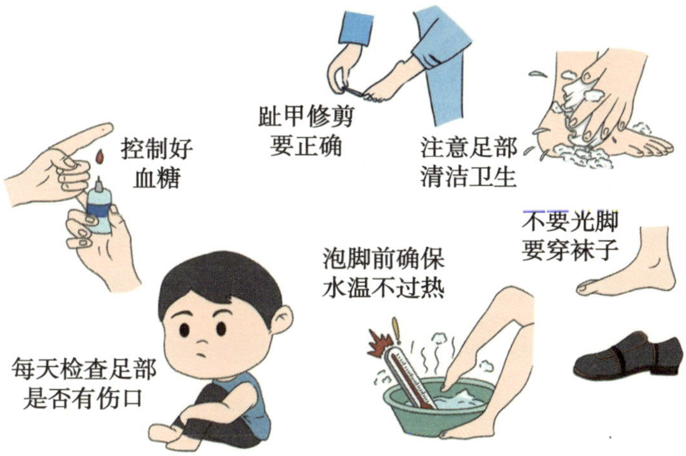

多方面预防糖尿病足复发

1. 调控血糖，优化内环境　人体细胞的健康如同植物依赖沃土，血糖就是关键的“土壤成分”。糖尿病足患者需要将血糖稳定控制在适宜范围，同时管理好血脂、血压，养成戒烟、限酒的良好习惯，为身体修复提供最佳内环境。

2. 适配鞋袜与义肢　患者残端创面娇嫩，且易出现水肿，要特别注意鞋袜与义肢的选择。袜子应选亲肤、透气的材质，鞋子以宽松舒适为宜，建议根据生物力学特点定制。义肢优先选择硅胶或乳胶内衬，减少残端磨损与感染风险。

3. 适度运动　创面愈合后，可通过甩腿、踝泵、下蹲及臀肌收缩等运动改善下肢循环、增强心肺功能。应注意避免运动过量，若发现残端有磨损，应立即暂停运动并及时就医。

4. 足部清洁与保健　应注意三个细节：一是水温控制在35～37℃，泡脚时间为10～15分钟，因患者足部感觉减退，建议由家人试温或用温度计测水温，足部感染破溃时禁止泡脚；二是泡脚后可适度按摩足部及下肢以促进循环；三是正确修剪指甲，避免剪得过深或留尖锐边缘，保持残端光滑、圆润。

5. 坚持双足自查　每日检查残端皮肤，若出现发红、破溃，应立即停用义肢并就医；同时定期检查健侧足部，发现异常及时处理，避免健侧发展为糖尿病足。

6. 建立健康档案，定期复查　患者应在医院建立专属健康档案，按医嘱定期在门诊复查，配合医生随访，确保异常情况早发现、早处理。

截肢后患者需要在哪些生活方式上做出改变

截肢会影响日常生活，患者应从衣、食、住、行四个方面调整生活方式，适应身体变化。

1. 衣　糖尿病足截肢多由严重下肢血管神经病变引发，因此应避免穿紧身衣袜，防止压迫下肢而影响血液循环，加重组织缺血。

2. 食　患者应遵循糖尿病饮食原则，控制总热量摄入，选择优质蛋白，增加膳食纤维与微量元素摄入，限制脂肪和盐分摄入，避免肥胖。

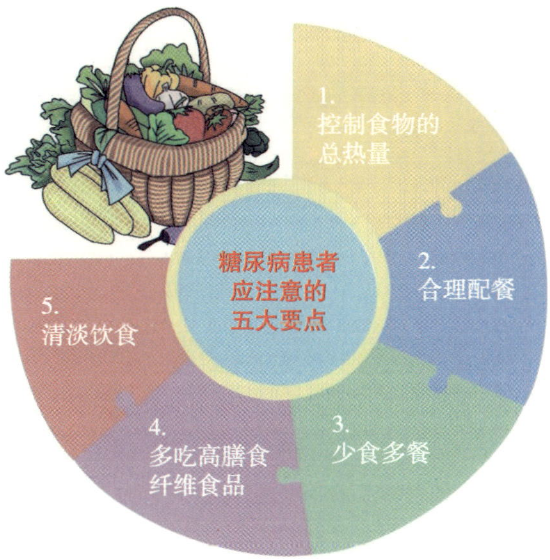
糖尿病患者
应注意的
五大要点
1.
控制食物的
总热量
2.
合理配餐
3.
少食多餐
4.
多吃高膳食
纤维食品
5.
清淡饮食

糖尿病足患者饮食注意要点

3. 住　截肢后患者平衡能力下降，早期易因习惯未改变而发生跌倒。建议优先选择低楼层或带电梯的住所，尽量避免独居，同时清理家中的障碍物，打造安全的居住环境。

4. 行　选鞋应牢记“柔软、透气、厚底、宽头、低帮、大半码”原则，防止皮肤破损感染。佩戴义肢后应循序渐进锻炼配合度，提升平衡能力与健侧肢体力量；推荐结合足底压力矫正系统定制专属鞋具与鞋垫。

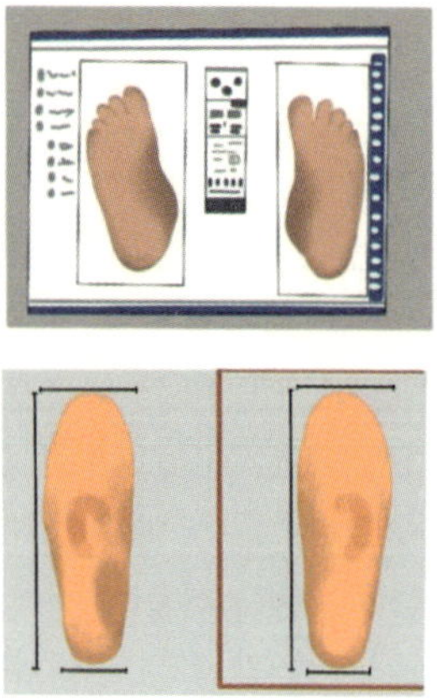

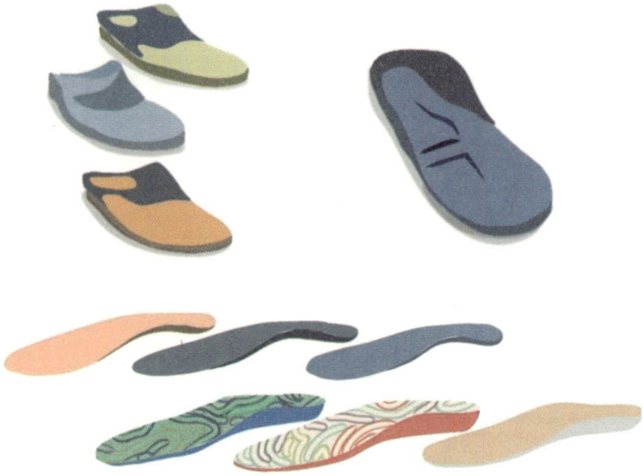

结合足底压力矫正系统
定制的糖尿病足矫形鞋垫

定制专属矫形足垫

家庭和社会能为糖尿病足截肢患者提供哪些支持

截肢不仅影响患者的生活，还可能引发自卑、抑郁等心理问题，需要家庭与社会共同给予支持，帮助患者重建生活信心。

1. 家庭支持

心理护理：截肢后患者易出现心理落差，产生悲观情绪。家人的关心陪伴、鼓励疏导是缓解心理压力的重要方式，能帮助患者接纳身体变化。

饮食护理：遵循低盐低脂的糖尿病饮食原则，为患者准备高蛋白、富含维生素与矿物质的易消化食物，如绿色蔬菜、牛奶等，保障营养供给。

健康护理：优化居家环境以减少跌倒风险，协助患者完成功能锻炼与每日健康自查，可制作记录表格，为复查时医生评估病情提供参考。

2. 社会支持　医疗技术的进步使截肢手术更精准，3D 打印等技术则提升了义肢的相容性与功能性；同时，残疾人专用通道、无障碍座位等公共设施的完善，也为患者的便捷生活提供了坚实保障。

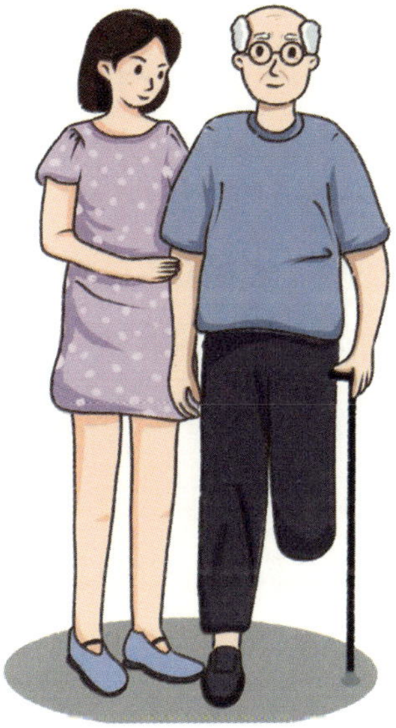

家庭支持对糖尿病足患者康复尤为重要

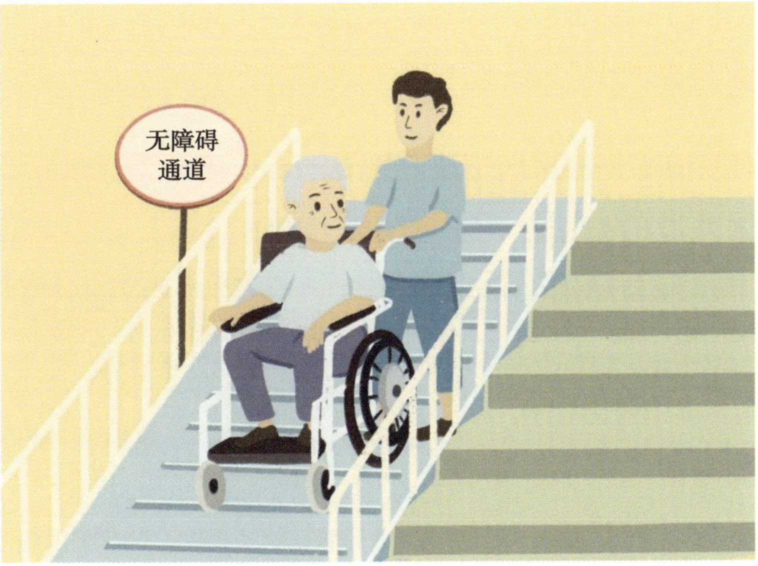

对糖尿病足患者进行社会支持，开通无障碍通道

中医药治疗可以降低糖尿病足患者的截肢率吗

中医药联合规范清创手术，可显著降低糖尿病足患者的截肢风险。中医疗法在慢性创面修复中独具优势，而中西医结合治疗通过互补增效，已在临床取得明确疗效。临床中，医生会根据患者的个体情况，在清创的基础上配合中医内治与外治法，既能改善足部局部血液循环及神经传导功能，又能促进炎症消退、抑制病原菌繁殖，从而加速创面愈合，缓解患肢疼痛、肿胀、麻木等不适。

临床研究表明，中药内服、外用结合祛腐清创，可有效缩短创面愈合时间、提高愈合质量。这表明，中医药在糖尿病足保肢治疗中发挥着重要作用，也因此受到越来越多患者的认可。

糖尿病足患者截肢后有哪些康复锻炼方法

康复锻炼是糖尿病足截肢患者术后恢复的关键环节，不仅能增强残肢的耐磨性，还可预防关节畸形与挛缩。常用的康复锻炼方法主要有以下几种。

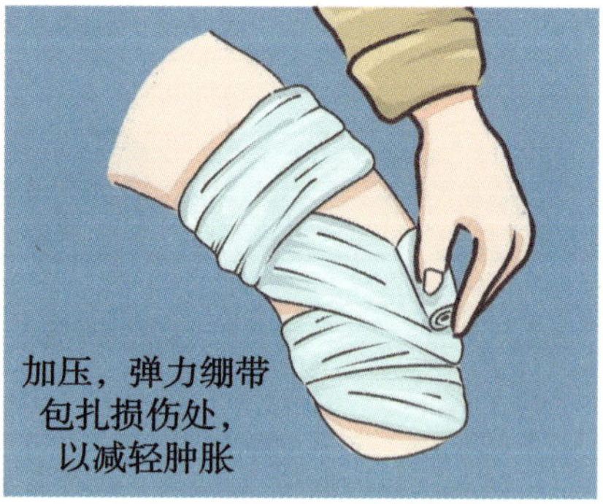

对截肢残端予以弹力绷带包扎

1. 弹力绷带包扎　术后用弹力绷带包扎残肢，是促进残肢定型的基础措施。包扎时需从肢体远端向近端缠绕，松紧度以能伸入一指为宜，且需要跨越邻近关节。若包扎不当或未包扎，易导致残肢肿胀、脂肪堆积，影响义肢适配，甚至引发穿戴义肢时的磨损感染。因此，掌握正确的包扎方法对患者后续康复至关重要。

2. 股四头肌等长收缩运动　股四头肌是维持膝关节稳定的核心肌肉，但其在术后易萎缩，需要尽早锻炼。卧床期间即可开始：平卧后自然伸直膝关节，收缩大腿前侧肌肉，确保膝关节不离开床面，保持5～10秒后放松5秒，10～15次为1组，每日练习3～4组。

3. 臀肌收缩运动　该运动可提升髋关节灵活性、减轻膝关节压力，且操作简单，术后早期即可进行。具体方法为：平卧后收紧臀部肌肉，维持5～10秒后放松，重复10～15次为1组，每日完成3～4组。

4. 平衡能力训练　下肢截肢后患者平衡功能会明显下降，需要系统训练。训练内容包括上肢力量强化、单足站立、跳跃练习等，以实现全身力量协调。可从双手扶墙或扶拐站立开始，逐步过渡到无支撑单腿站立，最终完成单腿跳跃练习。

5. 健侧腿功能训练　术后健侧腿需要承担更多负重，强化锻炼必不可少。训练应分阶段进行：早期可对着镜子练习站立，先借助支撑物保持平衡，再过渡到无支撑站立（目标为坚持10分钟以上）；中期可开展单腿跳跃，搭配乒乓球等轻度运动以提升趣味性，增强下肢力量与稳定性；后期重点练习膝关节屈伸，为行走时上下台阶、姿势转换奠定基础。

6. 行走训练　应在站立稳定、健肢力量充足、平衡能力达标后开展。初期可在双杠内或他人协助下练习，逐步过渡到独立行走，再进行绕弯、上下楼梯、跨越障碍物、跌倒后起身及拾物等进阶训练。

需要注意的是，康复训练务必循序渐进，不可急于求成，避免过度训练导致残肢磨损而加重病情。康复训练的目标是患者可以拥有独立行为能力，可以提升患者的生活信心，更好地融入社会。

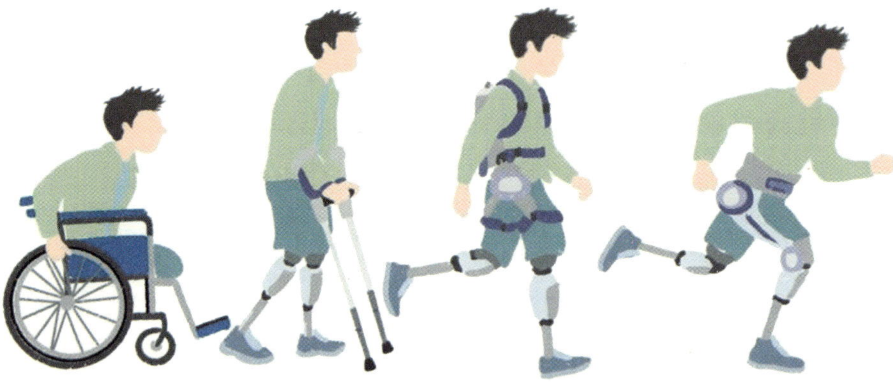

康复训练应该循序渐进

糖尿病足患者会发生哪些精神状态变化

糖尿病足病程迁延、治疗效果欠佳，部分患者甚至需要接受截肢手术，对生活质量影响极大，常导致患者精神状态出现明显异常，其中常见类型如下。

1. 抑郁　糖尿病属于慢性疾病，需要长期坚持治疗，易使患者产生情绪低落、悲观失望等抑郁表现，严重时可能出现自杀倾向。

2. 焦虑　大量患者因担忧血糖控制不佳、病情进展恶化，常会盲目多方求医，甚至迷信保健品与“神医偏方”。病情反复又会进一步引发焦虑、恐惧、紧张不安等负面情绪，形成恶性循环。

3. 神经衰弱　疾病本身的躯体影响，叠加长期抑郁、焦虑等不良情绪，会导致患者出现睡眠质量下降、注意力不集中、记忆力减退、倦怠乏力等症状，最终发展为神经衰弱。

特别提醒：当糖尿病患者出现精神萎靡、乏力倦怠时，除考虑心理因素外，还应警惕糖尿病酮症酸中毒、代谢性脑病等并发症。这类并发症严重时可导致患者昏迷，直接危及生命。

如何识别糖尿病足患者的抑郁、焦虑状态

抑郁和焦虑是糖尿病及糖尿病足患者常见的精神情绪问题。据统计，糖尿病患者出现焦虑、抑郁的风险是普通人群的 2 倍以上，二者临床表现存在明显差异。

1. 抑郁状态与抑郁症　如今生活节奏加快，“我最近抑郁了”成为高频词，但大众对抑郁的认知往往不够准确。抑郁的核心表现为情绪持续低落，对周围事物丧失兴趣，对生活与工作失去希望。随着病情发展，还会出现言语减少、反应迟钝、沟通与理解能力下降等表现。

躯体症状方面，患者可能出现失眠、恶心、食欲减退、体重下降、月经紊乱、性欲减退等问题，部分严重者会产生消极行为，甚至出现自杀倾向。

抑郁症的诊断需要由精神心理科医生完成，通常结合问诊、抑郁自评量表（SDS）、症状自评量表等心理评估，同时完善基础检查排除器质性病变后确诊。一旦确诊，需要到正规心理专科接受规范治疗。

抑郁自评量表

序号	内容	没有／很少时间	小部分时间	相当多时间	绝大部分／全部时间
1	我觉得闷闷不乐，情绪低沉	1	2	3	4
2	我觉得一天中早晨最好	4	3	2	1
3	一阵阵哭出来或觉得想哭	1	2	3	4
4	我晚上睡眠不好	1	2	3	4
5	我吃得和平常一样多	4	3	2	1
6	我与异性密切接触时和以往一样感到愉快	4	3	2	1
7	我发觉我的体重在下降	1	2	3	4
8	我有便秘的苦恼	1	2	3	4
9	心跳比平常快	1	2	3	4
10	我无缘无故地感到疲乏	1	2	3	4
11	我的头脑和平常一样清楚	4	3	2	1
12	我觉得经常做的事情并没有困难	4	3	2	1

续表

序号	内容	没有 / 很少时间	小部分时间	相当多时间	绝大部分 / 全部时间
13	我觉得不安而平静不下来	1	2	3	4
14	我对未来抱有希望	4	3	2	1
15	我比平常容易生气激动	1	2	3	4
16	我觉得做出决定是容易的	4	3	2	1
17	我觉得自己是个有用的人，有人需要我	4	3	2	1
18	我的生活过得很有意思	4	3	2	1
19	我认为如果我死了，别人会生活得更好	1	2	3	4
20	平常感兴趣的事我仍然感兴趣	4	3	2	1

注：仔细阅读表格中的每一条内容，然后根据您最近 1 周的实际情况，选择最符合自己的状态评分。52 分以下，无明显症状；53～62 分，轻度抑郁；63～72 分，中度抑郁；73 分以上，重度抑郁。

2. 焦虑状态与焦虑症 焦虑与抑郁不同，表现为对未来的过度且持续担忧，甚至产生恐惧情绪。患者常伴随紧张不安、心烦意乱的感受，总觉得即将面临危险或疾病加重，还会出现心率加快、呼吸增快、出汗、疲倦、失眠等躯体症状，部分人可能出现肠道功能紊乱、性功能障碍，这些表现会严重影响日常生活。

焦虑症可通过焦虑自评量表（SAS）或汉密尔顿焦虑量表（HAMA）进行评估，临床中女性发病比例显著高于男性，且该状态存在一定家族聚集倾向。

焦虑自评量表

序号	内容	没有 / 很少时间	小部分时间	相当多时间	绝大部分 / 全部时间
1	我觉得比平时容易紧张或着急	1	2	3	4
2	我无缘无故感到害怕	1	2	3	4
3	我容易心里烦乱	1	2	3	4
4	我觉得我可能将要发疯	1	2	3	4
5	我觉得一切都很好	4	3	2	1
6	我手脚发抖、打冷战	1	2	3	4
7	我因为头痛，颈痛和背痛而苦恼	1	2	3	4
8	我觉得容易衰弱和疲乏	1	2	3	4
9	我觉得心平气和，并且容易安静坐着	4	3	2	1
10	我觉得心跳很快	1	2	3	4
11	我因为一阵阵头晕而苦恼	1	2	3	4
12	我有晕倒发作，或觉得要晕倒似的	1	2	3	4
13	我感到吸气、呼气都很容易	4	3	2	1
14	我的手脚麻木和刺痛	1	2	3	4
15	我因为胃病和消化不良而苦恼	1	2	3	4
16	我常要小便	1	2	3	4
17	我的手脚常是干燥、温暖的	4	3	2	1
18	我脸红发热	1	2	3	4

续表

序号	内容	没有 / 很少时间	小部分时间	相当多时间	绝大部分 / 全部时间
19	我容易入睡并且一夜睡得很好	4	3	2	1
20	我做噩梦	1	2	3	4

注：请仔细阅读表格每一条内容，根据您最近一周的实际感觉，选择最符合自己的状态评分。SAS 标准分的分界值为 50 分，其中 50～59 分为轻度焦虑，60～69 分为中度焦虑，70 分以上为重度焦虑。

焦虑和抑郁虽然是不同的精神状态，但是可以在一个患者身上同时存在。当患者出现这种状态时，家属需要及时关注，给予充分的心理关怀，必要时陪同患者及时就医，督促患者规范用药，协助患者早日走出不良心境。

如何对截肢后的糖尿病足患者开展心理关怀

糖尿病足患者截肢初期常处于身心双重不适状态，这一阶段被称为截肢后适应期，持续时间个体差异较大，通常为 6～12 个月。

截肢后适应期具有特殊性，身体残缺会给患者带来巨大的心理创伤，进而引发抑郁、焦虑、悲观、失落等负面情绪。这些情绪不仅会延缓身体康复进程，还会削弱患者对生活的信心，因此家属与医护人员应在此阶段给予患者充分的心理关怀。

家庭是患者最坚实的情感支撑，家庭成员在患者的心理护理中发挥着不可替代的作用。家人对患者的性格与喜好最为了解，能第一时间察觉其抑郁、焦虑等情绪变化，并开展针对性开导。生活上的耐心陪伴与细致照料、康复过程中的共同努力，以及心理上的理解支持与尊重，可让患者感受到自身在家庭中的价值。此外，与患者一同憧憬美好生活，对其建立战胜疾病的信念至关重要。

抑郁、焦虑等不良情绪对糖尿病足治疗有哪些影响

糖尿病患者往往病程漫长，部分患者患病已达十几年甚至数十年。长期用药、血糖监测的压力，以及血糖波动本身，都会导致患者情绪起伏。当病情进展至糖尿病足阶段，患者更易产生抑郁、焦虑等不良情绪，而这些情绪会从心理与生理两方面对糖尿病足的治疗效果和病情转归产生不利影响。

心理层面，抑郁、焦虑会使患者产生自我否定心理，担忧病情恶化，逐渐丧失生活信心甚至自暴自弃。这种心态会直接导致治疗依从性下降，出现用药不规范、血糖监测不及时、饮食控制失控等问题，进而引发糖代谢紊乱，加重病情。

生理层面，不良情绪会激活人体下丘脑-垂体-肾上腺轴，促使皮质醇、儿茶酚胺等激素分泌增加，同时抑制胰岛素分泌并诱发胰岛素抵抗。这一系列生理变化会阻碍机体对血糖的利用，导致血糖升高，还可能伴随食欲减退、性欲下降、身体疲劳等症状。长期的糖代谢异常，会进一步加剧糖尿病足的病情。

因此，及时关注并改善患者的不良情绪，对糖尿病足治疗尤为重要。

中医学中有哪些情志养生智慧

情志，又称七情、五志，其理论源于《黄帝内经》。中医情志疗法历史悠久、内容丰富，临床常用的方法包括情志相胜法、顺情从欲法、移精变气法等。中医认为“心静则神安，神安则气血和”，强调情绪稳定对机体健康的重要性。

糖尿病足是糖尿病的严重并发症之一，患者常因担忧病情、顾虑生活质量、经济负担等问题，产生紧张、恐惧、忧虑、恼怒等不良情绪。长期的精神刺激与思虑过度，易导致“郁久化火”，耗伤肺胃阴津，最终加重病情，因此情志调理在糖尿病足护理中尤为关键。

护理中可采用移情方式，引导患者将注意力转移到兴趣活动上，如书法、唱歌、适度运动等。同时，通过提升照护者与患者的沟通技巧、组织共同参与的活动等，消除沟通障碍并营造积极氛围。家属及护理人员应以积极态度鼓励患者，帮助其增强治愈信心，使其在治疗全程保持良好心理状态。此外，鼓励患者及其他家庭成员向照护者表达关心与感谢，这种积极情感反馈能巩固双方的亲密关系，同时保护照护者的心理健康。中医情志疗法的核心，正是通过改善患者不良情绪，调节机体功能状态，从而缓解或治愈由情志失调引发的心身疾病。

糖尿病足患者住院期间可以下床活动吗

糖尿病足患者住院期间能否下床活动，应结合自身病情综合判断。对于足溃疡严重的患者，为避免患足二次损伤，应严格卧床休息，尤其当溃疡位于足底受力点、足部受剪切力部位时，更要限制下床。此类患者可通过床上非负重运动（如踝关节屈伸）促进下肢血液循环，为创口愈合创造条件。

若足创面稳定，患者可在医生评估后适当下床活动，但要警惕跌倒风险——糖尿病足患者常存在双足受力不均、患足疼痛等问题，活动时必须由家属或医护人员陪护。同时，可根据溃疡位置选用专用支具减轻局部压力，如前足减压鞋、后足减压鞋、足面开合鞋等；选择宽松柔软的鞋袜，避免足部外伤。

下床活动时还要注意保持运动环境整洁，重点保护足部敷料，一旦发现敷料污染或潮湿，应立即通知医护人员更换。具体活动方案应遵医嘱，不可自行调整。

糖尿病足患者住院期间能进行哪些锻炼

适当锻炼是糖尿病足治疗的重要辅助手段，不仅能帮助调节血脂、血压和血糖，还能通过腿部肌肉的收缩、舒张，促进下肢血管交替舒缩，改善足部血液循环，而足部血供不足正是糖尿病足发病及创面难愈的关键因素之一。

锻炼方式应因人而异：在足溃疡早期或足部存在严重感染时，患者应卧床休息，此时可进行床上非负重运动（即髋、膝、踝关节不承受体重的活动），如抬腿屈伸、空中蹬自行车、踝泵运动（勾脚、伸脚交替）、比格尔运动（促进下肢静脉回流的经典动作）等。

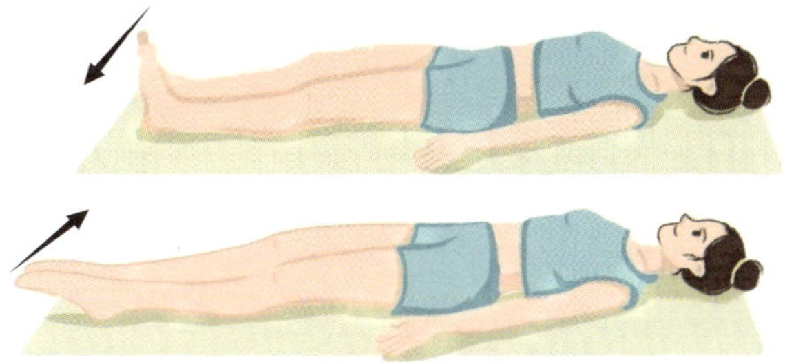

踝泵运动

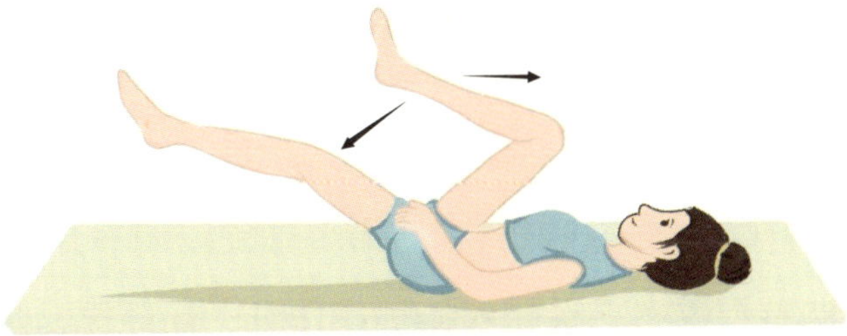

空中蹬自行车

床上非负重运动

无须卧床的患者，可根据病情选择轻至中等强度的运动：低强度运动包括散步、家务劳动、打太极拳等；中等强度运动可选择慢跑、广播体操、打羽毛球等，但锻炼前必须做好足部保护。此外，揉腿肚、干洗腿（双手交替揉搓腿部）、甩腿、扭膝、搓脚、蹬腿等简单动作也适合日常练习。

糖尿病足患者术前需要注意什么

糖尿病足患者术前常存在内环境紊乱、局部感染等问题，因此术前核心原则是：遵医嘱稳定基础指标、完善检查评估、调整身心状态。具体注意事项如下。

1. 配合完成术前检查与治疗

血管方面：充足的下肢血供是后续清创手术成功的前提，术前应通过下肢血管彩超（无创筛查）、下肢动脉CTA等检查，明确血管狭窄或堵塞的范围与程度，为球囊扩张、支架植入或动脉旁路搭桥等血管开通手术提供依据。

足部方面：通过X线、磁共振等检查，评估骨骼情况及软组织感染程度，明确是否合并蜂窝织炎、骨髓炎，这对判断是否需要放置载药骨水泥、是否需要截趾/截肢及确定手术范围至关重要。同时需要严格遵医嘱控制血糖、血压，进行抗感染治疗。

2. 调整身心状态　术前保持规律作息，保证充足睡眠，避免焦虑紧张；饮食上注重营养均衡，多吃苹果、西红柿等维生素丰富的食物，适量摄入鸡蛋、牛奶等优质蛋白，为术后恢复储备能量。

3. 做好患足护理　保持病变部位清洁干燥，严格遵医嘱进行足部卫生管理，避免自行处理创面或涂抹药物。

糖尿病足患者住院治疗期间需要注意哪些营养问题

对糖尿病及糖尿病足患者而言，生活方式干预贯穿治疗全程。常说的“管住嘴，迈开腿”，正是指营养管理与运动干预这两大核心。但部分糖尿病足患者（如因严重病变需要截肢者）运动耐受度极低，此时营养支持的重要性便凸显出来。

2 型糖尿病患者中肥胖者较多，这让大众易产生“糖尿病足患者都营养过剩”的误区。研究显示，在 Wagner 0～5 级的糖尿病足患者中，超 60% 合并不同程度的营养不良或营养失调。背后原因主要有两点：一是足部创面难以愈合，会导致大量血浆渗出及蛋白质丢失，若合并感染，蛋白质消耗会进一步加剧；二是疾病进展中机体分解代谢增强，引发蛋白质流失、肌肉量减少，最终出现肌肉衰减型肥胖，即去脂体重下降但脂肪含量反而增加的特殊状态。营养治疗是糖尿病足患者住院期治疗的关键环节，需要注意的内容如下。

首先，应在医务人员指导下完成营养评估并明确营养目标。常用的营养评估工具包括患者主观整体评估（PG-SGA）、微型营养评定法（MNA）及老年营养风险指数（GNRI）等。核心营养目标则围绕体重指数（BMI）、糖化血红蛋白、血压及血脂展开：体重管理以 BMI 达到 24kg/m^2 为参考标准；糖化血红蛋白应控制在 7% 以下；血压目标值为 130/80mmHg 以下；血脂管理应细化，如低密度脂蛋白水平需结合是否合并冠心病判定，高密度脂蛋白男性应＞1.0mmol/L、女性＞1.3mmol/L，甘油三酯则应＜1.7mmol/L。

其次，要选择适宜的膳食模式并科学摄取营养素。临床常见的膳食模式包括地中海饮食、素食、低脂/极低脂饮食、低碳/极低碳饮食及降压饮食等。其中大众较熟悉的低碳饮食并非人人适用，妊娠或哺乳期女性、儿童及有潜在饮食行为紊乱的患者应禁用，肾功能损害者及服用钠-葡萄糖协同转运蛋白2抑制剂的患者则应谨慎使用。膳食模式的选择应结合个人健康状况、饮食偏好及依从性，但必须在临床营养师的指导下制订，同时患者应定期监测肝、肾功能。

营养素摄入可分为宏量营养素与微量营养素两类。宏量营养素包括碳水化合物、蛋白质和脂肪：碳水化合物应优先选择优质碳水，即未经过度加工的完整食材，这类食物消化吸收慢，既能延长饱腹感，又能避免血糖骤升，如全谷物、新鲜水果及非淀粉类蔬菜等；蛋白质的最佳摄入量目前尚无统一标准，应根据个体健康状况和需求调整；脂肪摄入的关键在于质而非量，结合中国营养学会指南建议，长链饱和脂肪酸、单不饱和脂肪酸与多不饱和脂肪酸的摄入比例建议为1∶1∶1。微量营养素方面，建议重点补充维生素A、B族维生素、维生素C、维生素D及锌、铁等，已有研究证实这些营养素能显著促进足部创面愈合。

第六章

糖尿病足患者的生活常识

怎么吃，吃多少

科学饮食是糖尿病治疗的基石，需要贯穿病程全程。糖尿病患者的饮食应遵循四大原则：控制每日总热量摄入，保持进餐定时、定量，保证食物种类多样（尤其注重粗细搭配），实现每餐营养均衡，同时选择适宜的烹饪方法与合理的进餐顺序。

蛋白质、脂肪和碳水化合物是人体的三大供能营养素。其中，碳水化合物（如米饭、粗粮、馒头等）应占全天总热量的50%～60%；蛋白质（如鸡蛋、牛奶、肉类等）占 15%～20%；脂肪（如食用油、坚果等）占 20%～30%，三类营养素应合理搭配。

各类食物应该吃多少

全天总热量在三餐中的分配建议为：早餐 1/5、中餐 2/5、晚餐 2/5。主食（大米、面粉、粗粮等）摄入量应结合劳动强度调整：卧床者每日 200～250g，轻体力劳动者 250～300g，中体力劳动者 300～400g，重体力劳动者 400g 以上。其中粗粮建议占主食总量的一半，可优先选择燕麦、玉米、黑米、糙米等。

新鲜蔬菜每日推荐摄入量应超过 500g，深色蔬菜最好占比过半（≥250g）。优质蛋白（鱼、禽、肉、蛋、豆制品等）每日建议摄入两份，每份约 50g（相当于一个拳头大小）。

食物多样化是重要原则，建议每日摄入12种以上食物，每周达25种以上，涵盖谷薯类、蔬菜水果、畜禽鱼蛋奶、豆类及调料等。用粗粮替代部分细粮，可延缓餐后血糖上升速度并增强饱腹感。需要注意，土豆、南瓜、山药等淀粉类蔬菜应计入主食量。精加工食物（包子、白米饭、挂面等）易导致血糖骤升，而粗粮、豆类、蔬菜能让碳水化合物缓慢供能，助力稳定血糖、调节血脂。

三餐需要定时规律，血糖控制良好者可在两餐间加餐，选择升糖指数低的水果（如小西红柿、柚子、苹果等），每次150～200g。烹饪优先选择蒸、煮、凉拌等少油少盐方式，推荐进餐顺序：先吃蔬菜，再吃肉类，最后吃主食。

糖尿病患者每日膳食口诀：油盐限量（每日油≤30g，盐≤5g），奶量充足（约300g奶制品），肉类两份，蔬菜够量（约500g），谷物不少（全谷物、杂豆及薯类约300g），饮水足量（1500～2000mL）。特别提醒：切勿迷信保健品的降糖功效。

糖尿病足患者可以吃坚果吗

坚果富含B族维生素、钙、磷、锌等营养素，糖尿病足患者可少量食用，其中维生素E、不饱和脂肪酸、膳食纤维及镁元素，能辅助改善胰岛素分泌与糖代谢，对控糖有一定益处。但坚果属于高热量、高油脂食物，例如25g花生米、25g核桃或25g南瓜子，热量就相当于一汤匙烹调油。因此，坚果建议作为加餐食用，每日摄入量应控制在25g以内，避免因过量导致总热量超标。

糖尿病足患者能否吃发物

发物通常指营养丰富或有刺激性，易诱发旧病或加重病情的食物。从现代医学角度看，多数发物反应本质是过敏或超敏反应，且多数反应较轻微。例如对虾蟹中异性蛋白过敏者，可能诱发荨麻疹等皮肤病，这类人群应避免食用。

对糖尿病足患者而言，并非所有发物都应忌口。病情稳定者适当摄入蛋、鱼、肉等富含蛋白质的食物，反而有助于机体修复，关键在于判断自身是否对特定食物过敏，而非盲目禁食。

糖尿病足患者可以采用生酮饮食吗

生酮饮食是一种特殊饮食模式，以高脂肪（占总热量70%～80%）、适量蛋白质（每日1g/kg）、极低碳水化合物（每日＜50g，部分情况＜20g）为特征。其优势在于高脂肪能增强饱腹感，脂肪分解产生的酮体可抑制食欲，低碳水化合物则能降低胰岛素水平、减少脂肪合成。采用时应注意：每日补充15g膳食纤维（早晚各一次），饮水不少于2000mL，同时补充维生素与微量元素，并配合适量运动。

生酮饮食存在明显风险：过量蛋白质会转化为葡萄糖，阻碍酮体形成；长期极低碳水化合物摄入，会导致蛋白质、脂肪过度分解供能，加重肝肾负担，还易引发钙、镁、维生素 A、B 族维生素等营养素缺乏，甚至诱发糖尿病酮症酸中毒、低血糖、便秘等并发症。

仅 18～65 周岁、超重 / 肥胖（BMI＞24kg/m^2）、体脂率超标、肝肾功能正常且无严重慢性并发症的 2 型糖尿病足患者，可在医生与营养师的监控下使用生酮饮食，切勿自行使用。

糖尿病足患者可以通过节食控制血糖吗

单纯节食控糖不可取。血糖水平受碳水化合物摄入、运动量、膳食结构等多种因素影响，碳水化合物供能比过低不仅无法带来长期健康获益，还会导致身体流失水分与瘦肌肉，降低基础代谢率。

科学控糖的关键在于掌握食物碳水化合物含量及互换方法，规律进餐；通过记录膳食、运动与血糖数据，提升自我管理能力。体重是重要健康指标，肥胖患者减重可改善胰岛素抵抗，而血糖控制不佳者易出现脂肪、蛋白质过度分解，导致体重下降。理想体重（kg）= 身高（cm）- 105，正常体重可在此基础上浮动 ±10%。

糖尿病足患者日常食养 8 条建议：①食物多样，养成合理膳食习惯；②控制总能量，预防超重 / 肥胖与消瘦；③主食定量，优先选全谷物和低升糖指数食物；④坚持运动，改善体质与胰岛素敏感性；⑤饮食清淡，限制饮酒，延缓并发症；⑥合理选用食药物质，遵循食养原则；⑦规律进餐与加餐，稳定餐后血糖；⑧加强自我管理，定期咨询营养师。

糖尿病足患者可以采用中医食疗养生吗

中医学认为，糖尿病的病机是阴虚燥热、久病入瘀，因此食疗应以滋阴养血、化瘀通络为核心，结合辨证结果调整方案。

中医讲究食药同源，许多中药和食材可以相互为用，在此基础上根据中医基础理论进行辨证施膳，可达到更好的效果。

常见证型及对应食疗方案：①寒凝经脉证：表现为患趾喜暖怕冷、肤色苍白冰冷，宜食燕麦、粳米、小米等温经散寒食物；②血脉瘀阻证：患趾酸胀疼痛、肤色黯红（下垂加重、抬高变苍白），推荐山楂、醋、玫瑰花等活血化瘀食材；③热毒炽盛证：患肢疼痛日轻夜重、喜凉，皮肤紫黯溃烂，宜用银耳、鸭肉、绿豆等清热解毒食物；④气血两虚证：面容憔悴、疮面久不愈合，可选枸杞、黄鳝、鲜藕等补气养血食材。具体辨证应由专科中医师完成，不可自行判断。

糖尿病足患者可以饮酒吗

糖尿病足患者不建议饮酒。酒精热量高于碳水化合物，易导致血糖波动；高度酒几乎不含营养素，酗酒会引发营养不良与肝损伤。最危险的是，空腹大量饮酒时酒精会抑制肝脏葡萄糖合成，可能诱发严重低血糖，尤其是服用格列齐特、格列美脲等促胰岛素分泌药物或注射胰岛素的患者，风险更高。酒精中毒还会掩盖低血糖症状（如心慌、出汗），延误救治，严重时可致脑损伤甚至死亡。此外，酒精会干扰降糖、降压药的效果，长期饮酒会损伤胰岛细胞，加重病情。

若病情较轻、病程短且血糖控制良好，可少量饮用：女性每日酒精摄入量≤15g，男性≤25g（15g 酒精≈350mL 啤酒、150mL 葡萄酒或 45mL 蒸馏酒），每周饮酒不超过 2 次。注意：酒精热量需计入每日总热量（15g 酒精≈50g 主食热量），饮酒前必须先吃主食；晚餐饮酒者睡前应监测血糖，若<5mmol/L，应补充面包、饼干等碳水化合物，以防夜间低血糖。

糖尿病足患者适合做哪些运动

运动是糖尿病足综合管理的重要环节，但患者运动应兼顾安全性与可行性，优先选择简单易行、无须使用特殊器械且能长期坚持的项目。临床推荐的运动主要分为有氧运动和抗阻运动两类，其中有氧耐力运动是国内外专家的共识推荐，包括散步、走跑交替、骑自行车、健身操、太极拳、游泳及舞蹈等，世界卫生组织尤其建议将步行作为基础运动。步行运动可根据年龄和血糖控制情况调整强度：缓步（每分钟 60～80 步）适合 60 岁以上老年患者及血糖波动较大者；快步（每分钟约 120 步）适用于 60 岁以下患者，应提前备好糖果或饼干以防低血糖；逍遥步（时走时停、快慢交替）则适用于各类糖尿病患者。

运动方式应结合足溃疡情况、神经及血管病变程度精准选择：未发生足溃疡者可进行步行、慢跑、踏车、阻力带等负重运动；足部有未愈破溃但无感染迹象者，应选择仰卧或坐位的非负重运动（如踝泵、空中踩单车），以避免足部受压并促进愈合；存在严重神经或血管病变的糖尿病足患者则不宜运动。

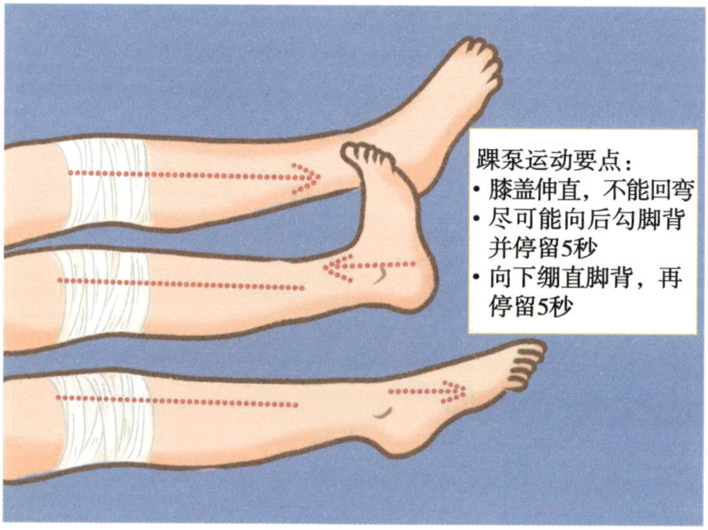

踝泵运动

不同阶段糖尿病足患者的运动推荐如下。

1. 预防阶段　可进行甩腿、提踵、踝泵、下蹲运动，八段锦、太极拳等传统运动也适宜。

2. IWGDF 系统分级 1～2 级患者　可适度增加与步行相关的日常负重运动，建议每天额外增加 1000 步。

3. 早期及恢复阶段患者　取仰卧位，先将患肢抬高 45° 以上维持 1～2 分钟，再下垂 1～2 分钟，最后平放 2 分钟，随后做患肢旋内、旋外及屈伸活动，整套动作反复进行约 20 分钟，每日可根据情况练习。

4. Wagner 分级 0 级（早期周围神经病变 / 高危足）患者　推荐进行足底操。

5. 介入术后患者　可练习伯格运动操——平躺抬高双脚 45°～60°，维持 1～3 分钟；双脚下垂，坐于床边，做足背背屈、跖屈及左右摆动动作（脚向上翘、伸开再收拢），持续 2～3 分钟；平躺保暖休息 5 分钟，重复整套动作 10 次。

6. 介入术后患者　建议在医生的指导下进行步行锻炼。

糖尿病足患者运动前需要注意什么

为避免运动中足部二次损伤，糖尿病足患者运动前应做好充分准备，包括以下三方面要点。

1. 装备与场地选择　衣物、鞋袜应尺码合宜、弹性好、透气吸汗，优先选厚底、鞋帮软硬适中的运动鞋，穿前务必检查鞋内有无异物并清理；运动场地应符合运动要求，且安全、空气流通。

2. 运动能力评估　应先明确自身运动耐受度，据此选择合适的运动方式与强度，正式运动前必须完成热身活动；处于严重疾病状态或病情不稳定时，禁止运动。

3. 血糖与应急准备　运动宜安排在餐后60～90分钟，避免餐前60分钟运动；运动前血糖应控制在5.6～7.0mmol/L，随身携带糖果（低血糖时服用）及糖尿病急救卡（注明姓名、疾病、住址、联系方式），以便紧急情况快速就医。

糖尿病足患者应该如何选择运动强度

运动强度指运动时的用力程度及身体紧张度，适宜的强度可提升体质，强度过大则可能损害健康。运动强度依据心率指标和主观感受，分为低、中、高三个等级。

以心率为依据时，应先计算最大心率（公式：220－实际年龄），心率达最大心率的40%～55%为低强度，55%～70%为中强度，70%～85%为高强度；以主观感受为依据时，可轻松持续进行的为低强度，能持续但难以长时间坚持的为中强度，难以持续的为高强度。

简单判定标准为运动后周身发热、轻微出汗，避免大汗淋漓。具体强度应结合患者的身体状况，在医生的指导下调整。

糖尿病足患者应该如何掌握运动时间及频率

运动效果的发挥依赖于合理的时间与频率安排，糖尿病足患者应重点关注以下原则。

1. 运动时间　上午宜在早餐后1～2小时进行，下午宜在晚餐后1小时进行；注射胰岛素或口服降糖药后，应避开药物作用高峰时段运动，以防低血糖引发摔倒等二次损伤。

2. 运动频率　建议在医生的指导下确定，一般以每周 3～4 次为宜，每次运动总时长为 30～60 分钟（含热身、正式运动及拉伸放松）。运动强度与频率应相对固定以利于机体适应，条件允许者可在运动前后各测一次血糖，观察血糖变化情况。

糖尿病足患者在运动过程中应该注意什么

运动中应密切监测身体状态，遵循量力而行的原则：正式运动前充分热身，再逐步提升强度以帮助身体适应；高强度运动后不可突然停止，应缓慢降低强度。

运动中应及时补充水分，以含少量电解质的水为佳（如淡盐水）；注意监测自身感受，若出现头晕、心慌、气短、胸闷等不适，应立即停止运动。由于运动可增强胰岛素的敏感性，全程应警惕发生低血糖。

糖尿病足患者可以进行哪些中医适宜运动

在糖尿病足预防、早期和恢复阶段，适宜采用八段锦和太极拳、五禽戏等中国传统运动方式。但此类运动属于负重运动，适用于尚未发生足溃疡或破损部位完全愈合的患者，目前上述运动越来越多地被用来帮助糖尿病患者预防和改善糖尿病并发症。八段锦、太极拳等运动强度低、安全、方便，患者可在自身情况允许的条件下进行锻炼。

常见的不同类型运动

类型	状态	运动方式	适宜时间	运动建议	运动频率	注意事项
负重运动	尚未发生足溃疡	步行	餐后1小时	前行锻炼：每次30～60分钟	每日2～3次	心率维持在每分钟110～120次
				倒行锻炼：循序渐进，从20分钟开始逐渐增加，适应后增加至30～40分钟	每周至少锻炼3次	
		慢跑	餐后1小时	先进行10分钟热身，再进行30分钟慢跑，最后进行10分钟放松	每周5次，每次30～50分钟	循序渐进，心率达最大心率的50%～65%
		踏车运动		每次20分钟	每周3次，持续4个月	目标心率控制在每分钟（170－年龄）次。
		阻力带运动		每次训练8～10个肌群，每个肌群做10～15个动作，训练间隔1～2分钟	每周3次，隔天1次	可选择长180cm、宽14cm、橡胶制、材质轻薄、弹性适中的阻力带

续表

类型	状态	运动方式	适宜时间	运动建议	运动频率	注意事项
非负重运动	足部破溃尚未痊愈，无感染征象的 Wagner 1～4 级	踝泵运动	餐后 2 小时	指导患者取平卧位或坐位进行双足背屈、跖屈，达到最大程度后维持 10 秒，然后踝关节环转运动 1 周，顺时针、逆时针交替练习	每天 3 次，每次 10～20 分钟	运动心率为 40%～50% 的储备心率
		伯格运动		患者取平卧位，抬高下肢 45°～60°，持续 3 分钟或至脚趾皮肤苍白，随后取床边坐位，双腿下垂，进行 3 分钟足背屈、跖屈、内翻、外翻或待脚趾皮肤恢复红润，仰卧休息并用毯子覆盖双足保暖 3～5 分钟	每次可进行 3～5 个循环，每天 2 次	
		空中踩单车运动	餐后 1 小时	形似骑单车，患者双下肢分别进行 20 次空中蹬车动作、交替抬高动作和交替屈伸动作，每组完成后休息 3～5 分钟	每次持续运动 10 分钟以上，每天 3 次，每周 5～7 天	运动强度使心率达（170－年龄）×90%，自觉微汗，略感疲乏
不宜运动	出现神经病变足与血管病变足，Wagner 4～5 级					

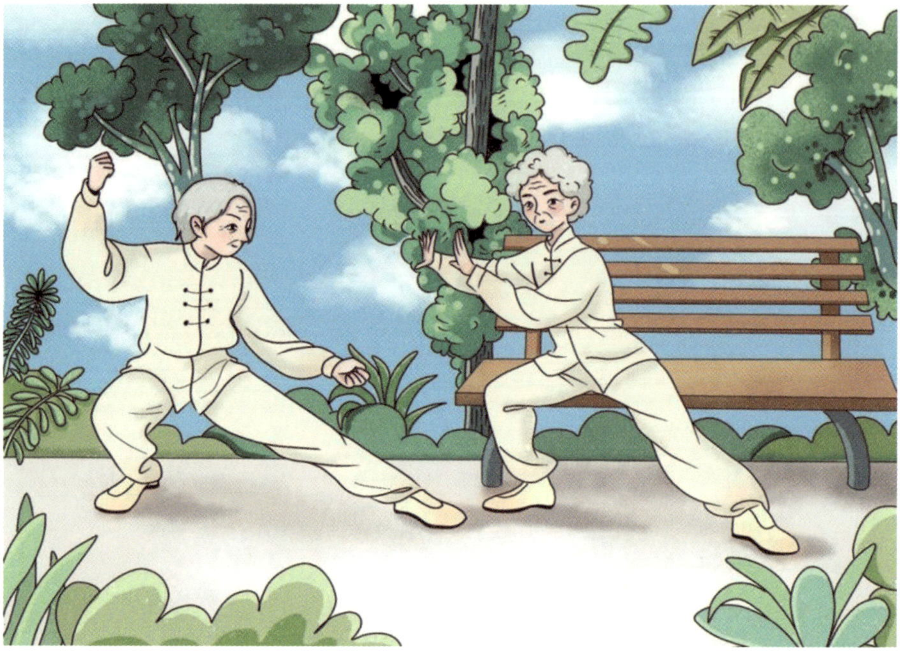

中医适宜运动

糖尿病足患者应该如何进行血糖监测

1．血糖监测的频率　糖尿病以慢性高血糖为特征，血糖监测频率是疾病管理的关键环节，其标准会随糖尿病类型、治疗方案的不同而调整。

1 型糖尿病：患者自身胰岛素分泌缺失，需要依赖外源性胰岛素治疗，通常需要每日多次注射，因此血糖监测频率更高。建议每日至少监测 5 次，涵盖空腹、三餐后 2 小时及睡前；当出现运动、患病、情绪波动等可能影响血糖的情况时，需要额外加测。

2 型糖尿病：血糖平稳的患者每日至少监测 1 次血糖，建议兼顾餐前与餐后数据，以便全面掌握血糖控制及药物疗效。若接受胰岛素治疗或特殊注射疗法，监测频率应提升，除餐前、餐后、睡前外，必要时应加测凌晨血糖。

特殊人群：婴幼儿及青少年患者建议每日监测 6～8 次，包含每餐前后，低龄患儿应由家属协助完成。妊娠期女性（尤其是妊娠糖尿病患者）应强化监测，每日至少 4 次，覆盖早餐前、午餐前及晚餐前后。

2. 指血糖、静脉血糖、糖化血红蛋白可以相互替代吗　血糖检测是糖尿病诊断、治疗及管理的依据，临床常用指血糖、静脉血糖、糖化血红蛋白三种指标，三者各有侧重，无法相互替代。

指血糖：由家用血糖仪检测，反映毛细血管血糖，具有操作简便、经济快捷的优势，适合患者居家日常监测，也可用于初步筛查。若指尖血糖异常升高，应进一步检测静脉血糖。只要血糖仪经校准合格，其检测结果可作为血糖达标的可靠参考。

静脉血糖：是诊断糖尿病的“金标准”，因检测标准统一，能最大程度减少误差。

糖化血红蛋白：采集静脉血时可同步检测糖化血红蛋白（HbA1c），该指标可反映近 2～3 个月的平均血糖水平。

三者结合能实现“即时 + 近期 + 长期”的血糖全面评估，

是最优监测方案。

3. 什么是 TIR　随着糖尿病治疗理念的发展，血糖波动稳定性已成为与血糖水平同等重要的管理目标。传统指标糖化血红蛋白仅能反映近 2～3 个月的平均血糖，无法体现血糖波动情况，TIR 指标便在此背景下应运而生。

TIR 即血糖在目标范围内的时间占比，通俗讲就是一天中血糖达标的时长比例。临床通常要求糖尿病患者 24 小时内，有 70% 以上的时间血糖维持在 3.9～10mmol/L，但该标准需要高度个体化，同时应警惕低血糖及血糖波动的风险。动态血糖仪可便捷获取 TIR 数据，通过上臂背侧植入的柔性探头持续监测皮下血糖，用扫描检测仪轻扫即可读取数值。

关于 TIR 与糖尿病足的关联性，目前尚无定论，但已有研究提供了重要线索：TIR 越高，说明血糖波动越小、控制越平稳；TIR 越低，则血糖波动越大、控制质量越差。有研究显示，TIR 低于 50% 的患者，糖尿病足的发生风险显著升高。另有小规模研究表明，持续血糖波动可能损伤神经与血管，进而增加下肢截肢风险。

需要明确的是，TIR 仅反映血糖稳定性，而糖尿病足的发生是多因素综合作用的结果，还与足部护理、高血压、神经病变等密切相关。此外，TIR 的正常范围应结合个体代谢状况调整，其与糖尿病足的具体关联仍需要大规模研究验证。

因此，预防糖尿病足不能单纯依赖 TIR 监测，应结合定期足部检查、血糖与血压控制等多方面综合管理，才能有效降低风险。

糖尿病足患者应该如何进行药物治疗

1. 糖尿病足患者的降糖药应该怎么选　药物治疗是糖尿病治疗的重要手段，常用的降糖药有口服药物和注射药物，但是不同类型的糖尿病降糖药治疗效果、不良反应以及对肝、肾功能的要求也不同，应根据自身的具体情况和诊断类型在专科医生的指导下选择，而不应该人云亦云，随意调整自己的降糖方案。

口服类：口服药物因为服用方便，是大部分 2 型糖尿病患者初始治疗的首选，包括二甲双胍、磺脲类、α 糖苷酶抑制剂、噻唑烷二酮类、二肽基肽酶抑制剂（DPP4i）、钠-葡萄糖协同转运蛋白 2 抑制剂（SGLT2i）等。这些药物可以通过促进胰岛素的分泌、改善胰岛素抵抗、延缓葡萄糖的吸收、通过肾脏排糖等方式发挥降糖作用。

注射类：首先是胰岛素，对于 1 型糖尿病患者和部分口服药物效果不佳的 2 型糖尿病患者来说，胰岛素注射将是必不可少的治疗手段。根据作用时间的不同，胰岛素主要包括长效胰岛素、中效胰岛素、短效胰岛素、速效胰岛素和预混胰岛素等。其次注射类降糖药还有胰高血糖素样肽-1 受体激动剂（GLP-1RA），以及胰岛素和 GLP-1RA 的复方制剂等。由于品种、规格及厂家纷繁复杂，以及各种新型降糖药层出不穷，通常根据需要在专科医生的指导下进行个性化选择。如果使用不当或者注射方法不对可能延误病情。大部分患者需要根据病情采用几种降糖药配合使用来控制空腹和餐后 2 小时血糖。

2. 糖尿病足患者的降糖药应该怎么调　糖尿病足是糖尿病患者容易出现的严重并发症，对于糖尿病足的不同阶段，降糖药治疗策略需要进行相应调整。

早期：在糖尿病足早期，通常表现为微小血管病变，皮肤干燥、瘙痒等，此时应该控制好血糖并进行足部护理。对于此阶段的患者，通常需要使用口服药物或胰岛素进行降糖治疗。一般情况下，二甲双胍是首选药物，可以增强胰岛素敏感性、降低血糖。

中期：在此阶段，症状会变得更加明显，如感染、炎症加重以及应激等因素导致血糖急剧升高。这时需要使用更强效的药物来帮助控制血糖水平，通常需要胰岛素来降糖。高血糖危象时可以予以静脉胰岛素泵入，待病情稳定后再逐渐过渡到皮下多次注射。因多数患者合并心脏和肾脏问题，需要使用 GLP-1 受体激动剂和 SGLT2i 等。糖尿病足患者多合并高血压、冠心病、下肢血管闭塞等问题，通常需要同时使用一些降压、调脂、稳定斑块、抗血小板聚集、抗凝等综合治疗药物来控制病情。

晚期：在此阶段，糖尿病足通常表现为溃疡、坏死等严重症状。针对这种情况，应该进行相应的外科手术和局部治疗，同时加强全身情况和血糖以及代谢的管理，常需要使用胰岛素、抗生素和对症药物。

总之，在治疗不同阶段的糖尿病足时，应根据血糖情况、是否合并高血糖危象或者肝肾功能不全等情况，采取不同的药物治疗方案。在治疗过程中，医生会制订相应的方案，在药物使用中根据患者的病情反应进行个体化调整，以获得最好的治疗效果。

糖尿病足患者能否多吃活血化瘀的药物

糖尿病足的发生与脉络闭塞、组织缺氧、微循环受损以及神经病变等多种因素有关。活血化瘀药可以促进血液循环，对于缺血性糖尿病足有一定的辅助治疗作用，在糖尿病足早期预防时推荐使用。但随着病程进展，缺血程度加重，则该类药物不能作为主要治疗手段，如果血管狭窄到一定程度，更重要的是在抗凝的基础上进行血管腔内治疗，如通过支架植入、球囊扩张等方式来开通血管，满足远端的血供，以促进创面愈合，或者达到降低截肢平面的目的。

不适当使用活血化瘀药可能引起不良反应，如恶心、头晕，甚至出血等。糖尿病的治疗是一个系统工程，治疗糖尿病足需要综合考虑多种因素，包括降血糖、积极清创并保护可能存活的组织、控制感染、改善足部循环、减压等。因此，仅依靠活血化瘀药是不能完全缓解和治疗糖尿病足的。

糖尿病足患者应该如何进行足部护理

1. 患者有必要定期去糖尿病足专科诊疗中心随访吗　糖尿病足患者应格外关注足部健康，接受专业医生指导以预防足溃疡，因此定期到糖尿病足专科门诊随访至关重要。即使双足外观健康，也可能潜藏无症状神经病变、周围动脉病变、溃疡前期病变甚至早期溃疡。

随访中，医生会针对性检查患者的足部感觉、皮温、肢端血供及形态外观，开展个性化指导，实现足溃疡的早期筛查与评估。一般患者至少每年随访 1 次，高危人群应缩短至每 1～3 个月 1 次，以此提早干预危险因素。已发生足溃疡且临床治愈的患者，更应坚持随访以预防复发。

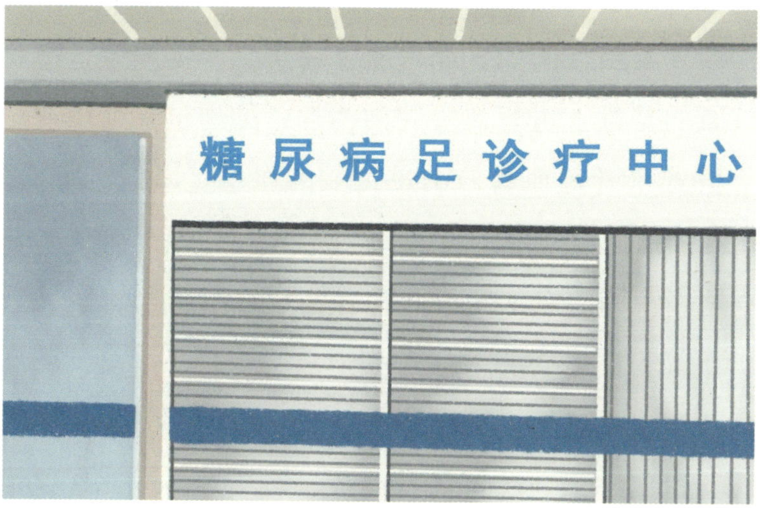

糖尿病足专科诊疗中心

2. 患者于家中应重点关注哪些足部问题 糖尿病足是糖尿病严重的慢性并发症，但可防可治，且预防优先于治疗。居家期间，患者应重点关注足溃疡的危险因素，如保护性感觉丧失、周围动脉病变、足部畸形与外伤。其中外伤常由鞋袜不适、水疱、烫伤、真菌感染、嵌甲及趾甲修剪不当引发。

保护性感觉丧失迹象： 患肢皮肤干燥、肢端麻木疼痛、感觉减退或消失，以及袜套样感觉、踩棉花感、蚁走感等异常。

下肢动脉病变表现： 皮肤干燥、弹性差、肌肉萎缩、皮温下降、肢端动脉搏动减弱或消失，严重时出现间歇性跛行、静息痛、趾端坏疽。

足部畸形与外伤： 是否存在锤状趾、爪形趾、踇外翻、嵌甲、关节活动受限；有无鞋袜摩擦导致的水疱破损，压力异常引发的老茧、鸡眼；是否因温度觉 / 痛觉减退导致烫伤，或因卫生不佳引发真菌感染；同时留意皮肤干燥、皲裂、水肿等问题。

建议患者每日自查双足，发现上述问题立即就医，及时干预危险因素。

3. 患者在进行足部自检时需要关注哪些情况 在定期专科随访的基础上，患者及家属掌握自我检查方法，能更及时发现问题。视力下降、肥胖等导致自查困难的患者，可请家属协助检查。

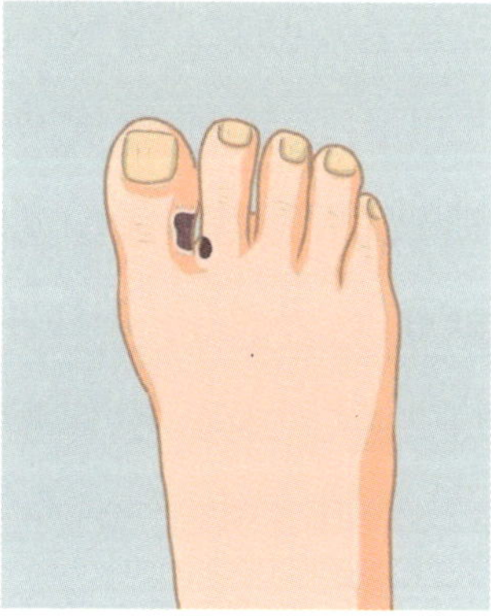

真菌感染

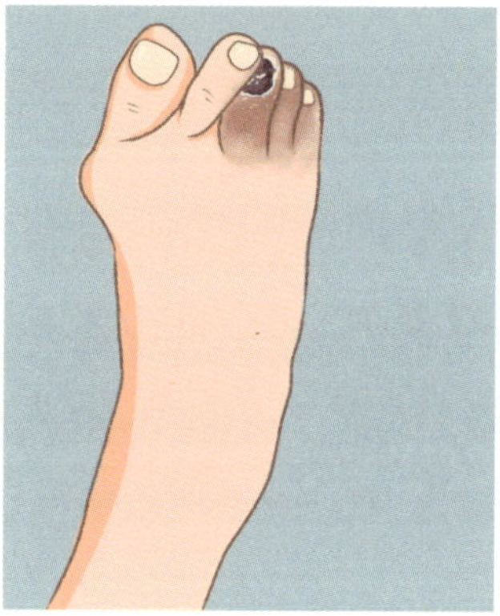

踇外翻

足部皮肤与形态检查：糖尿病患者常因周围神经病变出现感觉异常，应每日仔细检查足跟、足底、足背、足趾及趾缝，查看是否有水疱、创面、皲裂、鸡眼、真菌感染、嵌甲，以及关节活动异常、骨突处挤压等情况。

鞋袜检查：选择大小合宜、柔软透气的鞋袜并勤换洗，避免穿尖头鞋、高跟鞋及拖鞋；穿前检查鞋内是否有异物或凸起的接缝。

血供与皮温评估：每日触摸足背动脉搏动，可双侧对比；若足背动脉搏动减弱，进一步检查胫后动脉、腘动脉。用手背从胫前至足背平稳滑动感受皮温变化，观察皮肤颜色，苍白提示动脉缺血，发红伴皮温升高提示可能存在感染。

4. 患者可以自己修胼胝吗　不建议自行处理，应到糖尿病足专科门诊由专业人员操作。胼胝（俗称“老茧”）由足底压力增高、角化细胞活性增强形成，质地坚硬。它会进一步加重局部压力，导致下方软组织受损、溃烂、感染，最终引发足溃疡。专业处理应先评估胼胝部位、大小及患者的感觉，经软化、消毒后在无菌条件下切除，必要时还需要定制减压鞋具。非正规修剪易造成感染和正常皮肤损伤，因此务必寻求专业人员帮助。

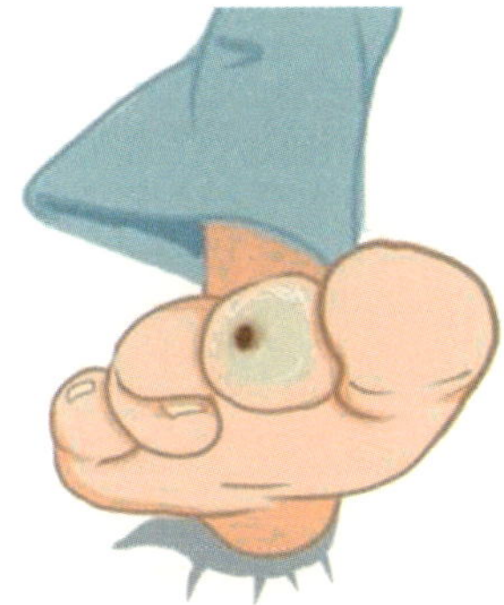

第二足趾长期受压，胼胝增厚、破裂、出血

5. 患者足外伤后都需要立即就诊吗 血糖、血脂控制良好，身体状况佳且掌握基础创面护理知识的患者，部分轻微外伤可自行处理，但出现以下情况应立即就诊。

- 存在严重周围神经病变、下肢血管病变，或血糖、血脂控制不佳，合并肾病、心脑血管疾病等基础病。
- 创面位于肢端、胫前、骨突等皮下脂肪较薄的部位，或创面面积大、较深；创面流出黄、绿或白色黏稠脓液，覆盖黄腐肉或黑色坏死组织；周围皮肤红、肿、热、痛（神经病变可能导致无痛性感染）。

患者应谨慎评估创面，避免延误治疗导致病情加重、治疗难度增加及医疗负担上升。

6. 一定要去医院治疗甲沟炎、嵌甲吗 以上情况均建议到糖尿病足专科门诊处理。甲沟炎是甲沟部位的感染，早期表现为轻微疼痛、红肿，若处理不当会发展为脓肿，甚至引发溃疡、骨髓炎；合并下肢血管病变时，可能导致截趾等严重后果。

嵌甲及不当趾甲修剪是甲沟炎的常见诱因。糖尿病足患者在无严格消毒条件下自行处理上述情况，易引发感染或灰指甲等问题，因此甲沟炎治疗、嵌甲矫正及趾甲修剪均建议由专业人员操作。

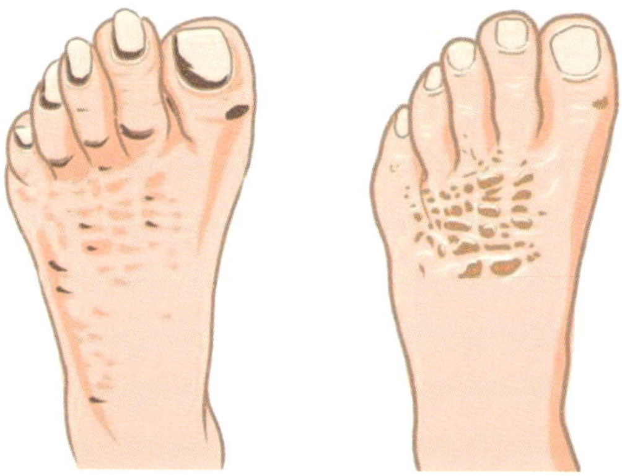

糖尿病足患者的趾甲需要由专业人员修剪

7. 有脚气的患者如何护理足部 原则是保持足部清洁、干燥，避免皮肤损伤：每日用温水洗脚，彻底擦干，避免湿润环境滋生细菌；切勿随意磨刮脚皮或剪破水疱，以免造成创面或感染；选择透气、合脚的鞋袜，减少真菌滋生和皮肤摩擦风险。

8. 患者足部发红、发炎应该怎么办

局部处理与感染控制： 发红、疼痛、发热提示可能存在感染。若有脓液，则需要做细菌培养并选用敏感抗生素；抬高患肢以减轻水肿，避免久站、久行，适当进行肌肉收缩锻炼以预防深静脉血栓；疼痛明显时可在专业医生的指导下使用消炎镇痛药，保持创面清洁、干燥并规范换药。

基础疾病管理：严格控制血糖是治疗的关键，血糖控制不佳会导致感染难以愈合。若感染扩散或保守治疗无效，应及时接受手术治疗。

9. 极端温度环境下患者如何预防糖尿病足复发

寒冷季节：穿保暖、透气的鞋袜，涂抹润肤霜预防皮肤干裂，但应避免烫伤（神经病变可能导致温度感知迟钝）。

炎热季节：选择宽松、透气的鞋袜，避免赤脚在热地面上行走，保持足部清爽、干燥，防止汗液刺激引发感染。

10. 合并心血管疾病、肾病等并发症的患者是否应该特别关注足部 是的，这类患者应强化足部护理。糖尿病常并发微血管病变（累及视网膜、肾脏、神经）和大血管病变（动脉粥样硬化），数据显示 80% 以上足溃疡患者合并冠心病，60% 合并心力衰竭，75% 合并心脏自主神经病变，而肾病会降低溃疡愈合率、升高截肢率和死亡率。

上述患者的足部护理要点：积极治疗基础并发症，管理出入液量以避免下肢水肿；加强足部自查，重点筛查神经血管病变、足畸形等风险；由专业人员处理趾甲、胼胝，选择定制鞋具。

11. 穴位按摩对患者有作用吗 足部被称为“第二心脏”，是多条经络的起止点，与脏腑功能紧密相关。按摩足部穴位可刺激神经调节机制，扩张毛细血管，加速血液循环和新陈代谢，改善末梢神经缺血缺氧状态，起到疏经通络、活血化瘀的效果。

具体方法可选择足三里、阳陵泉、血海、三阴交、太冲、涌泉、悬钟等穴位，用踇趾指腹揉按5分钟，以局部感到酸胀为宜；联合足浴或中药熏洗效果更佳。此外，按摩胰俞区域和腹部可改善胰腺血供，辅助改善胰岛功能恢复。应注意按摩仅为辅助手段，不能替代规范治疗。

糖尿病足患者应该如何高效就诊

1. 患者可以去社区医院看病吗 我国当前推行“基层首诊、双向转诊、急慢分治、上下联动”的分级诊疗模式，糖尿病足患者可前往社区医院就诊，但具体是否需要转诊至上级医院，应结合病情严重程度判断。

糖尿病足诊疗具有复杂性，不仅诊断治疗难度大，还存在费用高、周期长、需要长期随访管理等问题。我国糖尿病足防治水平存在地域差异：在经济发达、医疗条件好的地区，其预防与诊疗更为规范全面，但多数县级及以下患者难以第一时间前往这类医院，社区医院因此成为他们的首诊选择。不过，对于创面难愈、严重感染、足部缺血等复杂糖尿病足病例，社区医院往往缺乏足够的诊疗经验、设备与技术，此时建议转诊至更专业的医疗机构，尤其是设有糖尿病足专科诊疗中心的医院，通过专业化综合诊疗避免延误病情。

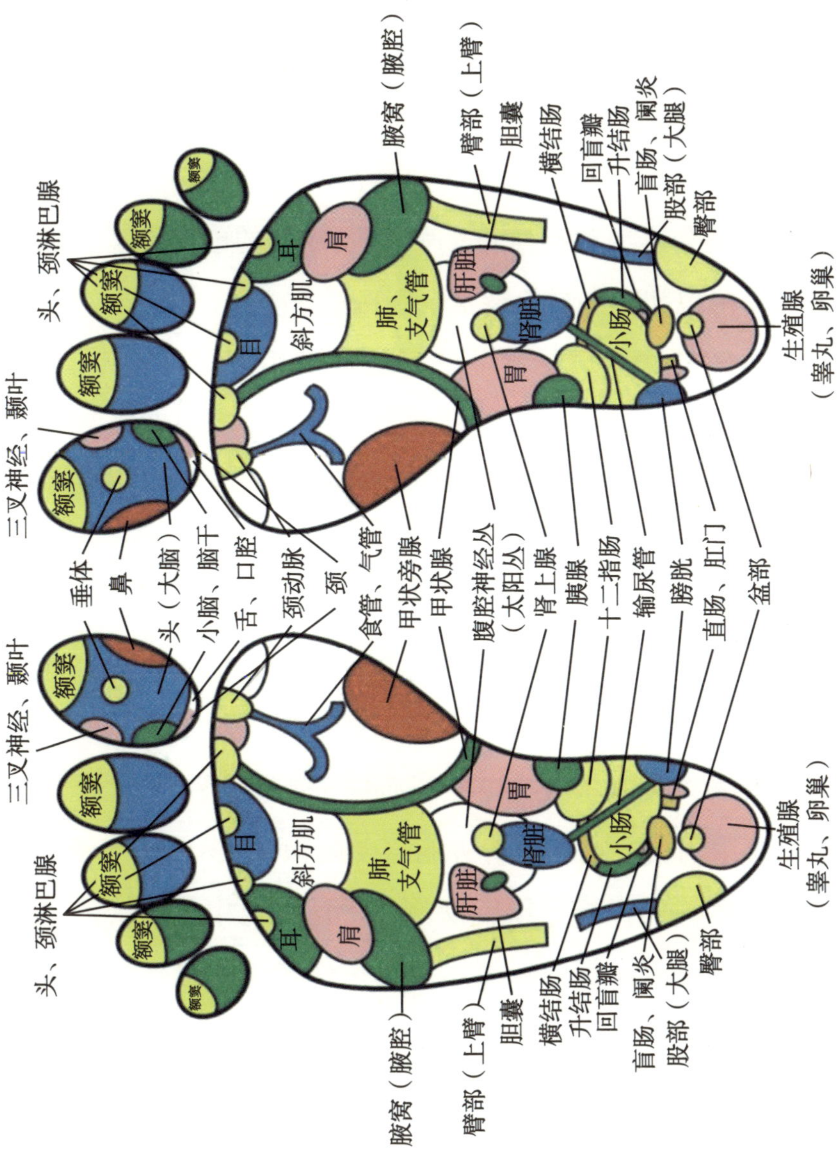
头、颈淋巴腺
三叉神经、颞叶
额窦
垂体
鼻
头（大脑）
小脑、脑干
舌、口腔
颈动脉
颈
食管、气管
甲状旁腺
甲状腺
腹腔神经丛（太阳丛）
肾上腺
胰腺
十二指肠
输尿管
膀胱
直肠、肛门
盆部
耳
目
斜方肌
肩
肺、支气管
肝脏
肾脏
胃
小肠
腋窝（腋腔）
臂部（上臂）
胆囊
横结肠
升结肠
回盲瓣
盲肠、阑尾
股部（大腿）
臀部
生殖腺（睾丸、卵巢）

足底反射区示意图

目前，社区医院是糖尿病足一级预防的核心力量，主要负责危险因素干预、疾病筛查、康复指导、足部防护知识宣教及长期随访工作。县级医疗机构可建立糖尿病足防治初级中心，开展糖尿病足危险因素识别、基础内科治疗及普通溃疡处理，更关键的是要及时识别难愈性、感染性、缺血性足溃疡，并尽快安排转诊或会诊。对于 Wagner 3 级及以上的创面，基层机构可先进行无菌包扎，再紧急转至上级医院。

三级医院的糖尿病足诊治中心通常采用多学科协作模式，能为急危重患者提供全面系统的评估与治疗。当患者经治疗后全身状况稳定、创面愈合良好时，可转回基层医疗机构继续治疗，这既能缩短住院时间、减轻经济负担，也能实现医疗资源的合理配置。

2. 患者应该在哪个科室就诊　糖尿病足是糖尿病的严重并发症，患者会出现足部畸形、皮肤干燥发凉、胼胝，严重时可发展为足溃疡、坏疽。治疗以控制血糖（管理原发病）、营养支持、预防感染为主，重症患者可能需要血管介入治疗甚至截肢。该病起病隐匿、病程长、预后较差，一旦出现相关症状，应立即前往内分泌科或血管外科就诊，有条件者优先选择专门的糖尿病足诊疗中心。

第七章

如何预防糖尿病足

糖尿病患者如何护理皮肤

当糖尿病患者血糖控制不佳时，会因多尿导致体液流失增加，进而引发皮肤脱水，表现为干燥、瘙痒，严重时可出现脱屑、皲裂。这类皮肤损伤极易诱发细菌感染、真菌感染或混合感染，应重点防护。

糖尿病患者的皮肤养护，首要任务是积极控制血糖、血脂及体重，从源头减少并发症的发生风险。日常生活中应注意保持室内温湿度适宜，穿着宽松透气的纯棉衣物以减少汗液刺激，避免动物毛或化纤材质内衣直接接触皮肤。

洗澡频率应结合季节与出汗情况调整，以每周 2～3 次为宜；水温控制在 39～41℃，单次洗浴时间 10～15 分钟，避免长时间泡澡。洗澡时忌用力搓揉，勿使用刺激性强的清洁产品。

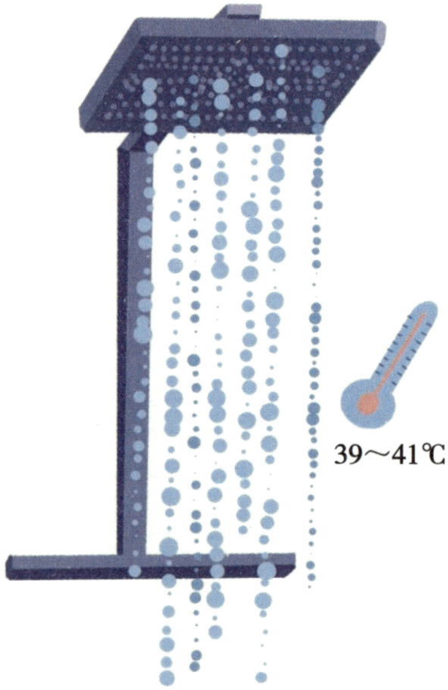

洗浴控制水温

洗浴后应用柔软毛巾轻轻擦干身体，立即涂抹含油脂性基质或天然保湿因子的润肤剂 / 保湿剂。糖尿病患者务必单独使用毛巾、拖鞋、脚盆等个人用品，洗脚后要注意及时擦干趾缝。建议养成每日自查足部（尤其趾缝）皮肤的习惯。

长期卧床的患者应勤翻身、勤换衣物，保持皮肤与床品干燥、清洁。若出现皮肤瘙痒，严禁搔抓或用热水烫洗；一旦发现感染迹象，应立即前往专业医疗机构就诊。

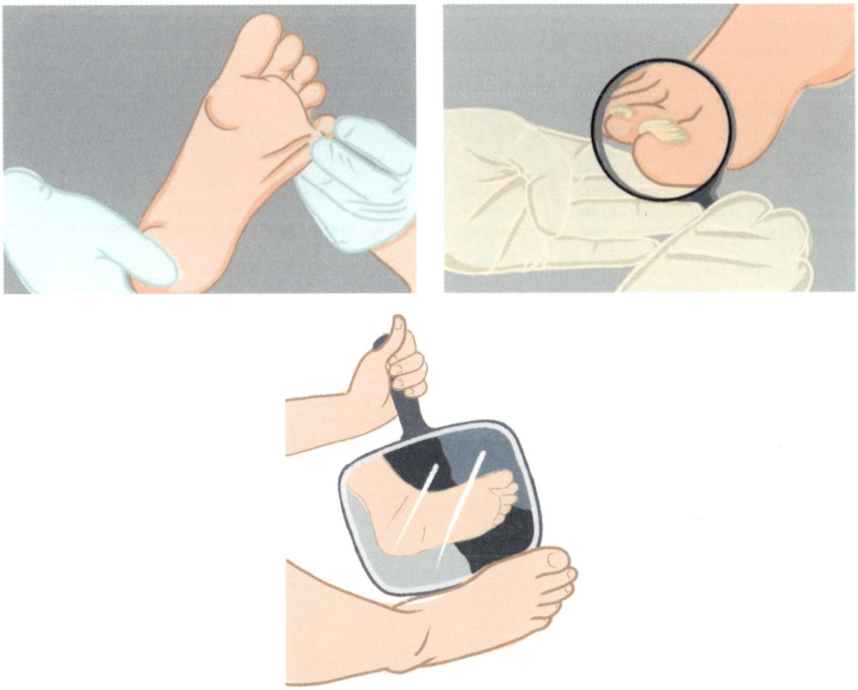

建议每日检查足部皮肤

糖尿病足能预防吗

糖尿病足是糖尿病严重并发症，也是导致患者致残、致死的主要原因。若糖尿病患者存在以下情况，应高度警惕糖尿病足的发生：病程超 10 年，有吸烟史，合并周围血管病变、周围神经病变、糖尿病眼病、糖尿病肾病、足部畸形，有足溃疡史或截趾、截肢史，趾甲异常增厚，以及足部皮肤干裂、变色、鸡眼、胼胝甚至感染等问题。通过科学的日常护理可有效预防糖尿病足，具体措施如下。

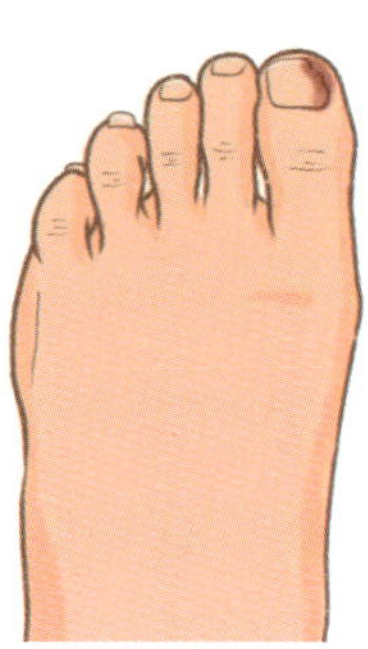

感染

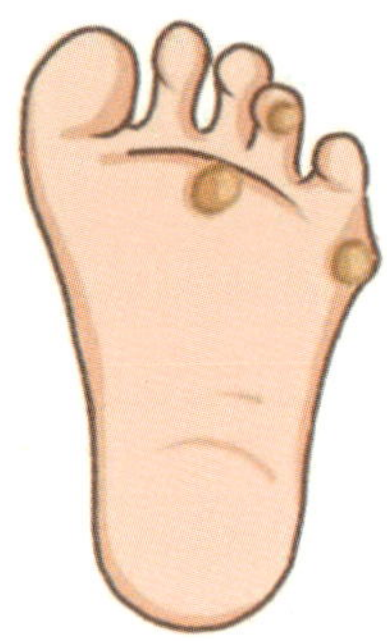

鸡眼

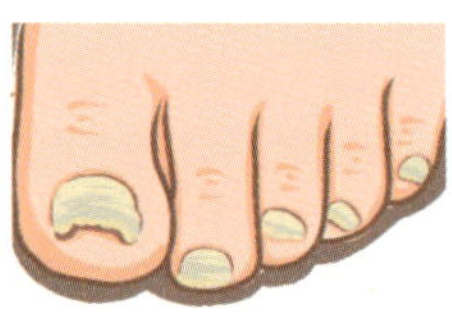

脚趾甲异常增厚

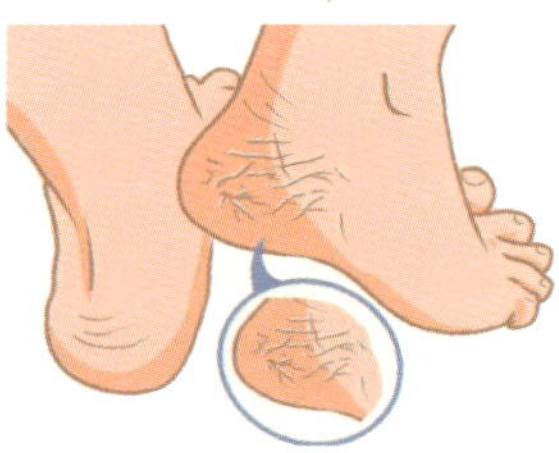

皮肤干裂

警惕糖尿病足发生的前兆

1. 温水洗脚护足　注意足部保暖，每日洗脚水温以35～37℃为宜，应用手或温度计确认水温。洗完后用柔软干毛巾吸干水分，重点擦干趾缝，洗脚前后仔细检查足部有无创面。避免使用热水袋，防止烫伤。

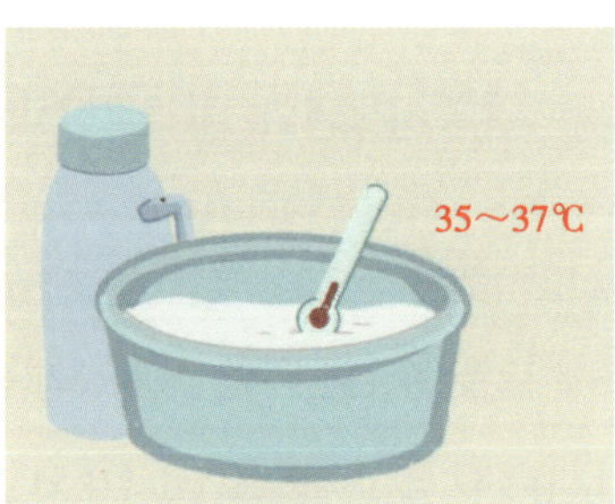

测量水温

2. 保持皮肤润滑　可在足部涂抹温和的润滑乳液，预防皮肤干燥开裂。

3. 杜绝光脚行走　严禁光脚走路，避免穿拖鞋外出，防止足部因缺乏保护而受伤。

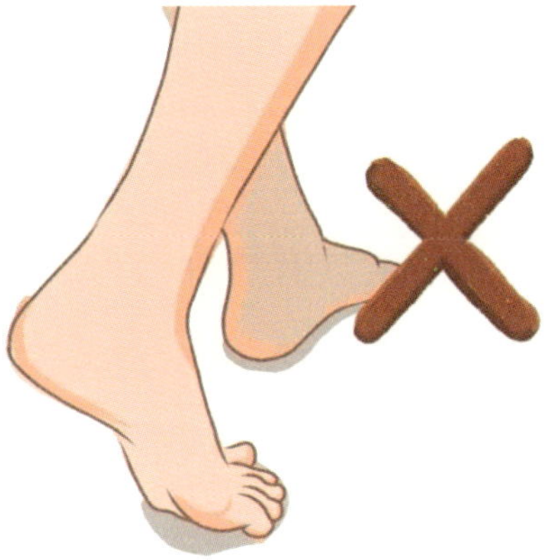

严禁光脚走路

4. 选择合适鞋袜　鞋子应选透气性好，鞋头宽大、不挤脚，鞋底轻软、有一定厚度且不易变形的款式；袜子优先选松软合脚、透气吸水的棉质品，应每日清洗更换并保持干燥清洁。

5. 正确修剪趾甲　最佳修剪时机为洗脚后，修剪时沿甲床边缘保留 1～2mm，避免将边缘修成圆形，以防损伤甲沟引发感染。

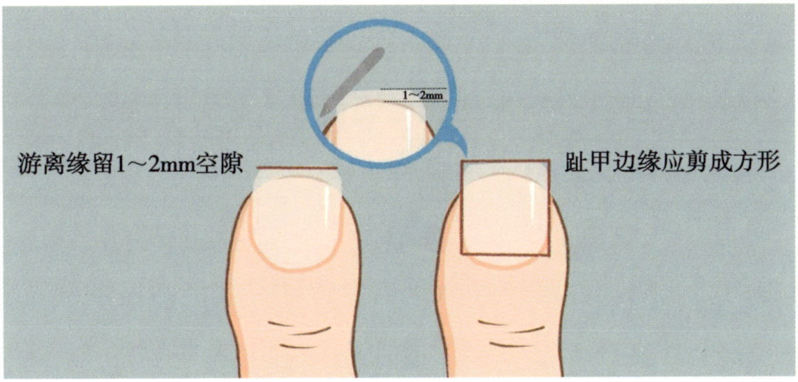

正确修剪趾甲

合并高血压、冠心病等心血管疾病的糖尿病患者还要检测哪些指标

糖尿病患者常存在多种代谢异常，除高血糖外，高血压、血脂异常、高尿酸及血液高凝状态等均会增加冠心病风险，且这些因素具有叠加效应，可能诱发严重心血管事件。因此，合并高血压、冠心病等疾病的患者，应重点监测以下指标。

1. 糖化血红蛋白（HbA1c） 反映近 2～3 个月平均血糖水平，是评估血糖管理情况的重要指标，建议每 3 个月检测 1 次。

2. 口服葡萄糖耐量试验（OGTT） 作为 2 型糖尿病诊断的重要手段，可全面评估机体糖代谢能力。但胃肠道手术患者，应激状态（创伤、感染等）者，严重肝、胰、肾疾病患者及高血糖危象患者禁用，以免引发血糖异常波动。

3. 胰岛素（C 肽）释放试验 通过该试验可精准判断胰岛功能状态，为治疗方案制订提供依据。

4. 肾功能检查 包括肌酐、尿微量白蛋白等指标，其中尿微量白蛋白是肾脏早期损伤的敏感信号。无肾病者每年至少查 1 次，有肾病者每 3～6 个月复查 1 次。

5. 肝功能检查 糖尿病患者长期用药易加重肝脏负担，可通过谷丙转氨酶、谷草转氨酶等指标评估肝功能。肝功能正常者每 6～12 个月复查 1 次，异常或血糖控制差者应增加检测频次。

6. 血脂 涵盖胆固醇、甘油三酯、高 / 低密度脂蛋白等，

血脂正常者每年至少复查 1 次，异常者每 3～6 个月复查 1 次。

7. 血压　糖尿病合并高血压会增加心肾及视网膜病变风险，建议家中常备血压计，至少每周监测 1 次。

8. 眼底照相　糖尿病视网膜病变是致盲主因，所有患者每年应做 1 次眼底照相，中重度病变者每 3～6 个月复查 1 次。

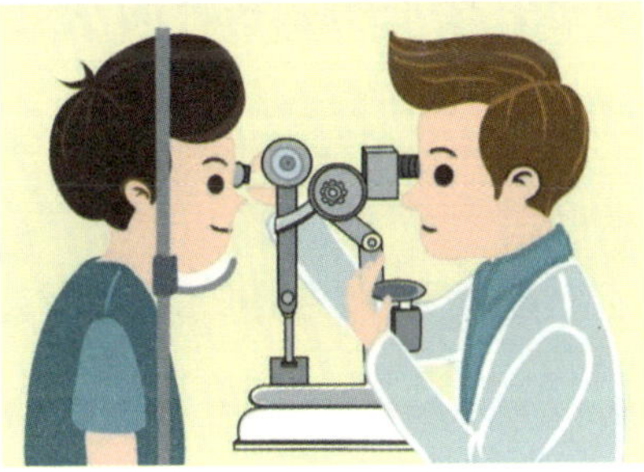

眼底照相

9. 下肢动脉检查　通过超声可早期发现下肢动脉疾病，50 岁以上、病程超 5 年的患者，或合并心脑血管疾病、血脂异常、高血压及吸烟者，每年至少复查 1 次。

10. 糖尿病足筛查　每日自查足部有无破溃，每年至少到医院进行 1 次全面足部评估。

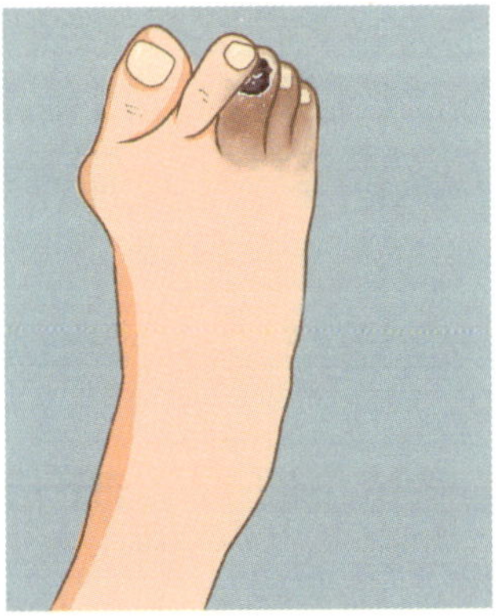

糖尿病足筛查

11. 心血管检查　出现胸痛、胸闷等症状应立即做心脏彩超、心电图；建议每 3～6 个月复查 1 次，必要时完善冠脉 CT 或造影检查。

肥胖会影响糖尿病足吗

肥胖是糖尿病足明确的危险因素，体重指数（BMI）是评估肥胖最常用的指标，当 BMI≥28kg/m^2 时即可诊断为肥胖症。BMI 与足底承受压力呈正相关，体重越大，足底压力越高。持续的高足底压力会导致足底局部缺血、组织损伤，进而引发足溃疡，增加糖尿病足的发生风险。

吸烟对糖尿病足有影响吗

吸烟会显著影响糖尿病足的愈合进程。烟草燃烧产生的化学物质经呼吸道进入血液循环后，主要通过四方面产生危害：一是增加血液黏稠度，促进血栓形成，阻碍血流；二是引起血管收缩，导致创面血供不足；三是减少创面皮肤的血液和氧气供应，延缓修复；四是干扰创面胶原纤维合成，直接影响创面愈合效果。

运动有助于预防糖尿病足吗

坚持下肢及足部运动可改善下肢血液循环，是预防糖尿病足的有效手段，常见方式包括步行、抗阻力训练、挥拍运动、游泳及柔韧性训练等。

未发生糖尿病足或处于糖尿病足前期（无溃疡）的患者，可遵循“1、3、5、7、9”原则运动：“1”指餐后 1 小时开始运动；“3”指每次运动不少于 30 分钟；“5”指每周运动至少 5 天；“7”指运动时心率控制在“170－年龄”范围内；“9”指保持长期运动习惯。

已出现糖尿病足溃疡的患者，应选择髋、膝、踝不承重的非重力负重运动，既能避免创面受压，又能促进愈合，如踝泵运动、空中踩单车等。

糖尿病患者能泡脚、做针灸等足部保健吗

普通人适当泡脚有益健康，但糖尿病患者应严格控制泡脚的水温与时间。因糖尿病常导致下肢神经和血管病变，患者足部温觉减退，易发生烫伤。正确做法是：洗脚水温控制在35～37℃以下，用手试温或用水温计测量，泡脚时间以10～15分钟为宜，严禁使用热水袋暖脚。

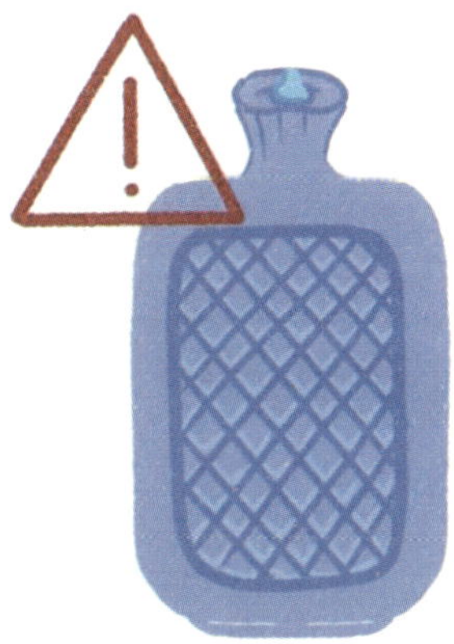
严禁使用热水袋

针灸是传统中医保健手段，糖尿病患者进行针灸保健时，必须选择正规医疗机构，由专业人员评估适应证与禁忌证后操作。

糖尿病患者应该如何选择鞋袜

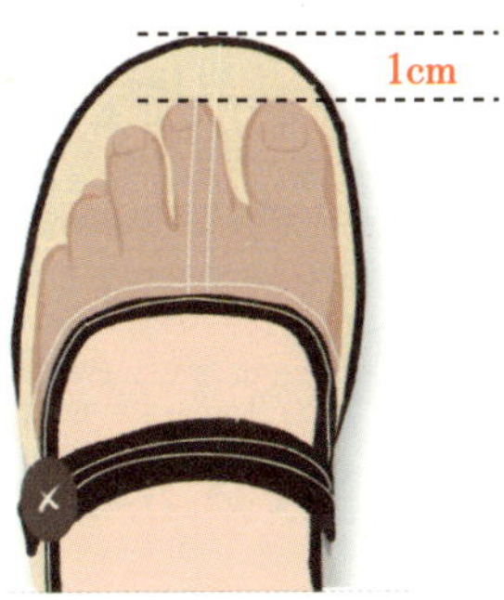

鞋的选择

不合适的鞋袜会反复刺激足部，影响血液循环，诱发皮肤损伤、溃疡甚至坏疽。糖尿病患者选鞋袜应遵循以下原则。

● 尺码略宽松，跖趾关节处应留足空间，足尖与鞋头距离保持1cm，足背

无压迫感，足跟部位柔软合脚。

- 优先选择圆头 / 方头、厚底、系带的鞋子，材质以软皮、帆布等透气性好的面料为宜，严禁穿高跟鞋、尖头鞋及凉鞋。
- 下午足部易肿胀，是最佳购鞋时间；试鞋时应穿袜子，且双脚同时试穿。
- 新鞋初次穿 30 分钟后检查足部有无压红或摩擦痕，初期每天穿 1～2 小时，逐渐延长时间，及时发现问题。
- 穿鞋前务必检查鞋内有无异物、接缝是否平整；不穿露趾鞋、凉鞋，忌赤脚穿鞋；运动时选专业保护型运动鞋，避免选择带按摩功能的鞋或鞋垫。
- 条件允许的情况下可购买糖尿病专用鞋，或根据脚型定制功能鞋。
- 保持鞋内干燥卫生，袜子选浅色、吸水性好的天然材质（如棉袜），每日更换；避免穿尼龙、涤纶等透气性差的袜子，选择接缝细腻的款式。
- 夏季可穿薄款棉袜，无论室内、室外均应穿鞋袜，忌赤脚。
- 不选夹趾袜，袜子尺码适中，袜口不宜过紧或过松，以免影响血液循环或失去保护作用。

糖尿病足患者应该如何进行日常足部检查

1. 视觉检查　观察足部皮肤是否干燥、粗糙、脱皮、红肿、破溃；足部形状有无异常（如跖骨头下陷、弓形足、锤状趾等）；是否存在鸡眼、胼胝。

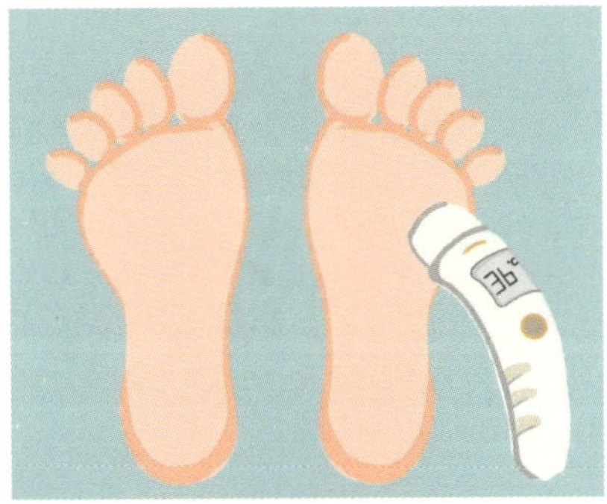
足部测温

2. 温度检查　一是主观感受足部有无发热或发凉；二是采用“五点法”测量：晨起静卧5分钟（室温21℃），暴露足部30秒后，用红外体温计测双侧髌骨下缘、内踝、外踝、足背、足底温度，以额温为参照，对比双侧温差，评估微循环状况。

3. 颜色检查　若足部（尤其脚趾）出现苍白、发红、发紫、发黑等变化，提示可能发生糖尿病足，应立即就医。

4. 触觉检查　用冷金属触碰足部，或用35～37℃温水泡脚，若感觉不到凉或温热，提示温觉减退；若足部有疼痛、麻木、踩棉花感或蚁行感，可能存在下肢神经病变，应警惕足部受伤。

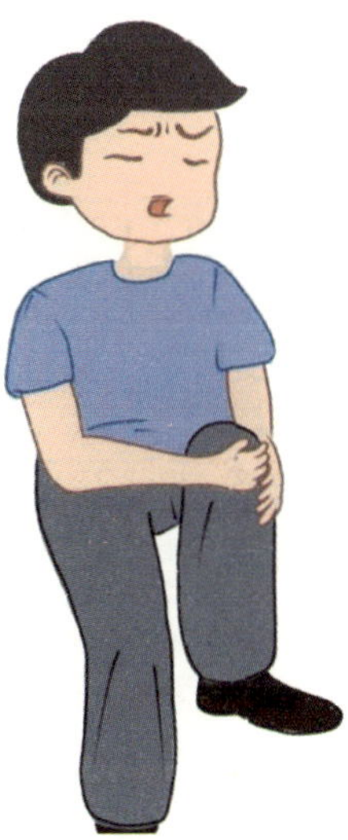
小腿冷、麻、痛

5. 行走距离检查　若行走后小腿酸痛，休息后缓解，或夜间出现脚冷、麻、痛，可能是下肢动脉闭塞或狭窄的信号。

6. 脉搏检查　用示指、中指、无名指触摸双足背中部（第一、二足趾间），轻施压力感知足背动脉搏动强弱并双侧对比，若搏动差异明显，可能存在血管堵塞，应及时就医。

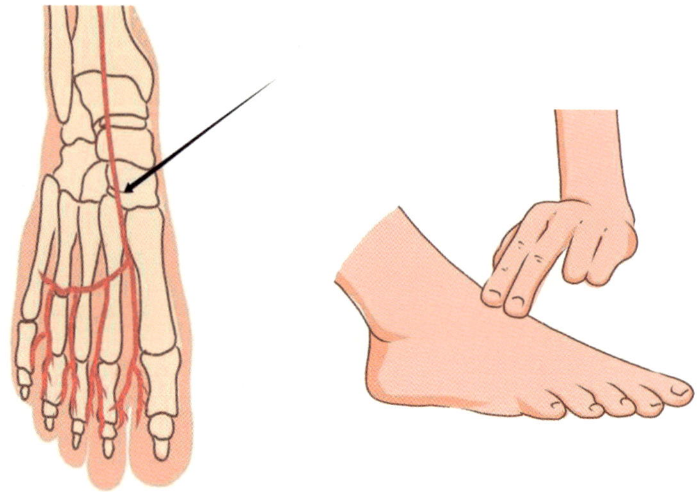

检查足背动脉搏动

出现灰指甲、真菌感染、足外伤应该怎么办

糖尿病患者出现灰指甲、真菌感染或足外伤时，严禁自行处理，也不可找公共浴室、修脚店等非专业人员操作，必须由专业医护人员处理。

1. 灰指甲与真菌感染　应勤换鞋袜、穿透气鞋；避免与家人共用洗脚盆、擦脚巾等用品以防传染；在医生的指导下使用外用或口服抗真菌药物，避免使用刺激性、腐蚀性药物，慎用封包疗法。

2. 足外伤　不用带颜色的药水消毒，若出血较多，可简单止血后用干净纱布轻柔包扎（避免过紧）；保持创面干燥清洁，避免沾水，尽快前往医院处理。

第八章

糖尿病足的常见误区及日常护理

糖尿病足的常见误区

误区 1：血糖控制得好，就不会发生糖尿病足　即使血糖控制达标，糖尿病患者仍有发生糖尿病足的可能。糖尿病足是糖尿病的慢性并发症，特指因长期高血糖引发的周围神经病变、外周血管疾病，共同导致足部软组织及骨关节系统受损的病变。

足部感染是糖尿病足进展的关键诱因，皮肤破损、血液循环障碍、代谢功能下降都可能诱发感染。糖尿病患者皮肤自愈能力较弱，感染后极易发展为难愈性溃疡，显著增加治疗难度。因此，血糖控制是基础，可避免高血糖持续损伤组织器官，但不能完全避免糖尿病足，日常足部养护同样重要。建议选择宽松透气的鞋袜，保持足部清洁干燥，主动规避足部外伤风险。

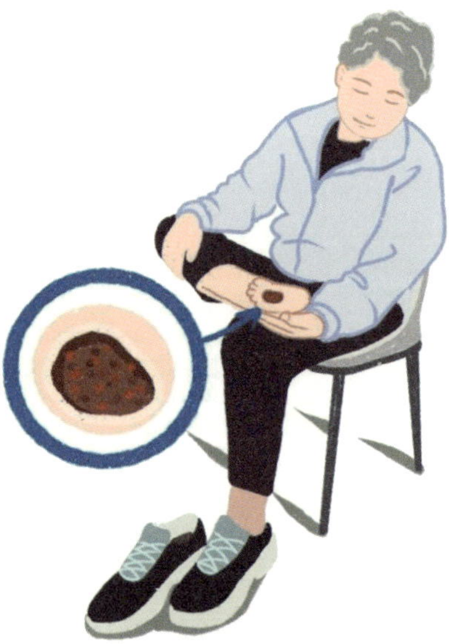

足部出现溃疡

误区 2：糖尿病患者双下肢温度低，冬天脚冷可以使用暖水袋　糖尿病患者冬季不建议使用暖水袋暖脚，这种做法存在显著的安全隐患。

糖尿病患者温度感知能力下降。病程长、年龄大或血糖控制差的患者，易发生下肢神经病变，导致肢体末端感觉迟钝，对高温不敏感，即便暖水袋温度过高也难以察觉，极易引发烫伤。其次，易致低温烫伤。暖水袋温度多在 50～60℃，虽未达到沸水烫伤程度，但长时间接触同一部位，会造成与深度烫伤等效的组织损伤，即低温烫伤。

若确需使用，应用厚布包裹暖水袋，避免皮肤直接接触，且不可长时间置于同一部位，同时应频繁检查足部有无发红、起疱等异常。更安全的保暖方式是温水泡脚，水温以 35～37℃为宜，泡后可涂抹润肤霜保护皮肤。

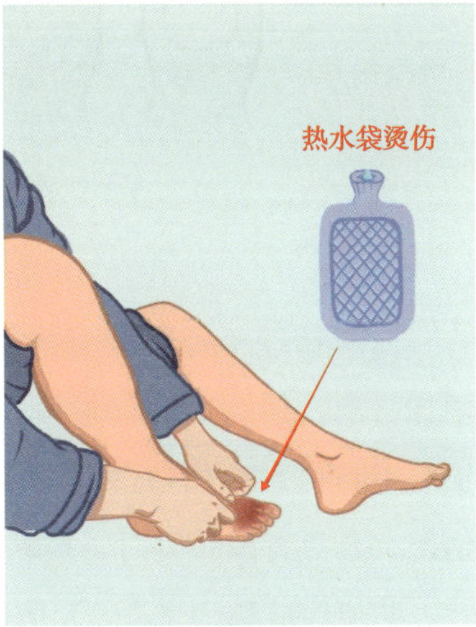

热水袋烫伤足部

误区 3：糖尿病足患者无须特别关注趾甲修剪及胼胝处理

糖尿病足的发生，与血糖控制水平、血管神经病变直接相关，而不当修剪趾甲 / 胼胝、烫伤、鞋袜不适等局部损伤，是重要的诱发因素。

修剪前准备：先用温水浸泡并彻底清洗双脚，修剪工具应选用钝头剪，使用前用酒精消毒；选择光线充足的环境操作，视力不佳者应由家属协助。

修剪核心要点：趾甲应剪至与趾端平齐，再用锉刀将边缘磨钝，修成方形；避免修剪过圆或过短，以防形成嵌甲引发疼痛、感染。修剪时切勿紧贴甲床，防止皮肤破损诱发足溃疡。

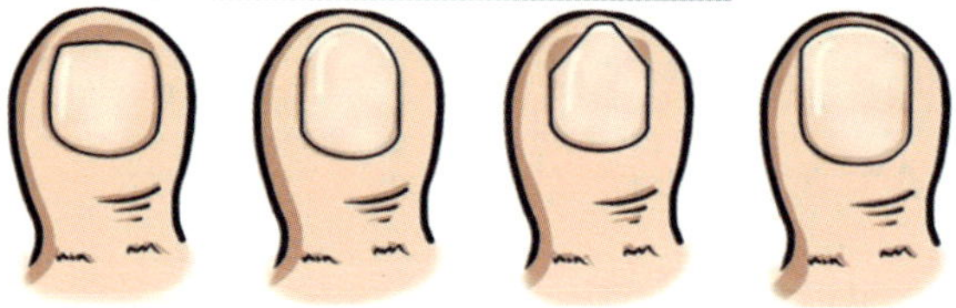

趾甲的修剪

日常管理：趾甲不可过长，避免勾绊异物导致趾甲断裂、甲床分离。修剪后应仔细检查双足，因神经病变导致的感觉减退可能掩盖微小伤口，若发现损伤应立即消毒，密切观察愈合情况。合并真菌感染时，应联合皮肤科规范治疗。

胼胝（俗称“老茧”）是皮肤长期受压摩擦形成的角质增厚，通常具有保护作用。但糖尿病患者因神经病变易出现步态异常、足底受力不均，胼胝下方可能暗藏出血、损伤，皮肤破损后极易诱发糖尿病足。特别注意：严禁自行修剪或在非专业机构处理胼胝，应到医院由专业医生操作。同时建议完善步态评估和足底压力测试，必要时定制专用鞋具，减轻局部压力以预防复发。

误区 4：糖尿病足不需要特殊处理同样可以愈合　这种说法存在明显误区。糖尿病足的治疗应兼顾全身调控与局部处理，二者缺一不可，必须通过规范干预才能促进愈合。

全身治疗以血糖管理为核心，多数患者需要依赖胰岛素控制血糖，只有血糖稳定，后续治疗才能起效。同时应同步改善代谢紊乱，控制血压、血脂，加强营养支持，部分患者还应兼顾心、脑、肺、肾等重要脏器的功能维护。

局部治疗则针对足部病变本身，重点处理感染、溃疡等问题并保障患处血供。部分患者应先接受血管介入治疗，否则清创或手术后可能因缺血导致组织坏死加重。对于小创面或局限感染，可通过局部清创、植皮等方式治疗；若创面较大、感染严重，已累及骨质或出现坏疽，经评估后可能需要截肢。

糖尿病足诊疗应内分泌科、骨科、血管外科等多学科协作。如今部分医院设立的糖尿病足诊疗中心，可实现全方位诊治，减少患者跨科奔波，既节省时间又提升诊疗效率。国际糖尿病足联盟明确指出，糖尿病足溃疡和截肢是导致患者生活质量下降、过早死亡的重要原因，早发现、早治疗对改善预后至关重要。可见，糖尿病足必须通过特殊治疗手段才能治愈。

误区 5：有溃疡才算糖尿病足 通俗来讲，糖尿病足就是糖尿病患者出现的足部病变，但并非只有出现溃疡才属于糖尿病足。医学上，糖尿病足定义为糖尿病患者在神经及血管损伤的基础上，发生于踝及踝以下的皮肤和 / 或皮下组织的损伤及感染。

临床中，医生会根据损伤程度、范围等对糖尿病足进行分级，常用的 Wagner 分级和 Texas 分级都包含“0 级”。0 级糖尿病足又称“高危足”，指存在严重周围神经病变和 / 或血管病变，可能伴有足畸形、既往溃疡史或截肢史，但目前未出现溃疡的糖尿病患者。这类患者发生或复发溃疡的风险极高，应加强日常观察与足部护理，预防病变进展。因此，无溃疡也可能是糖尿病足的高危状态。

糖尿病足患者需要准备哪些日常用品

1. 温度计　患者足部温度感知能力下降，不建议长时间泡脚。水温应控制在 35～37℃，泡脚前务必用温度计测量，时长 10～15 分钟，避免热水烫伤。

2. 带锉刀的指甲刀　修剪前确保光线充足，指甲刀保持水平，避免剪破甲床。修剪后用锉刀磨平尖锐边缘，以免刺伤邻近的脚趾。最好由专业人士操作。

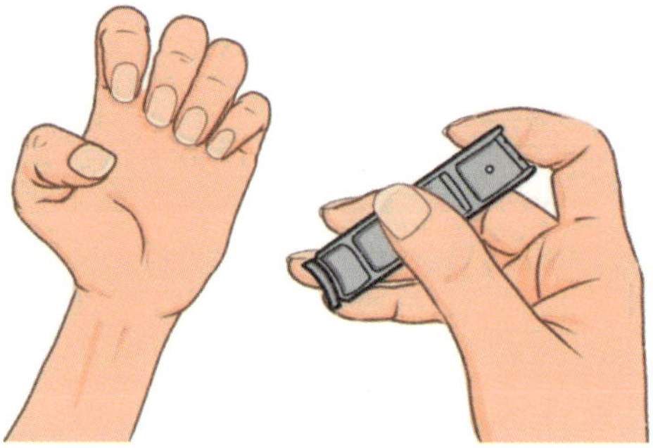

带有锉刀的指甲刀

3. 润肤霜　皮肤干裂易诱发糖尿病足，尤其秋冬干燥季节，应坚持使用润肤霜保护足部皮肤。

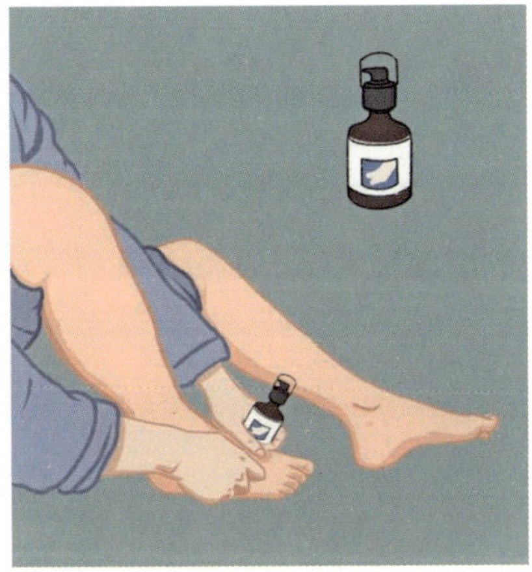

选择合适的润肤霜

4. 血糖监测仪　血糖仪的价值在于监测血糖变化，为饮食、运动、用药提供指导，帮助患者及时发现问题并为医生诊疗提供依据，血糖稳定可减少并发症发生。

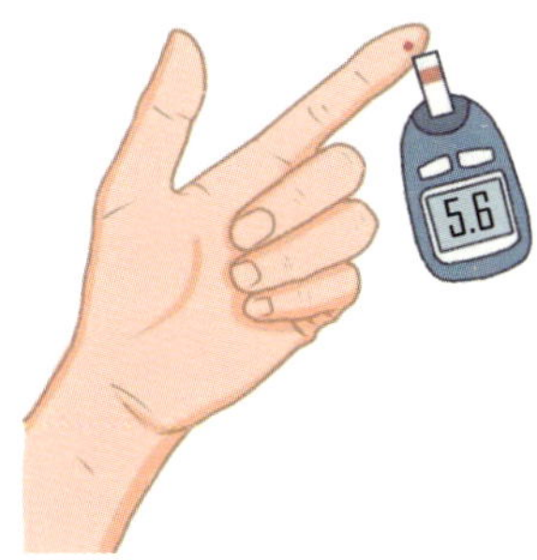

血糖监测仪

5. 体重秤及卷尺　体重与血糖密切相关，定期用体重秤测体重、用卷尺量腰围，可评估肥胖程度，指导饮食和运动方案调整。

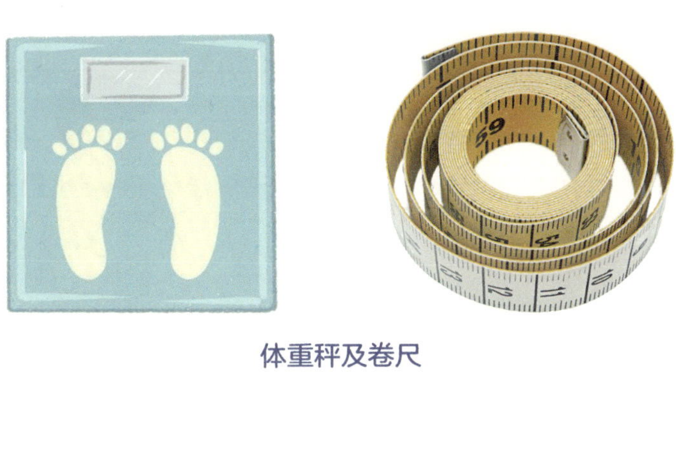

体重秤及卷尺

6. 独立包装消毒用品　糖尿病患者伤口难愈合，备用独立包装消毒用品可在受伤时及时消毒、预防感染。注射胰岛素时，独立包装消毒棉片能避免酒精挥发导致的消毒失效，降低注射部位感染风险。患者受伤后应尽快就医。

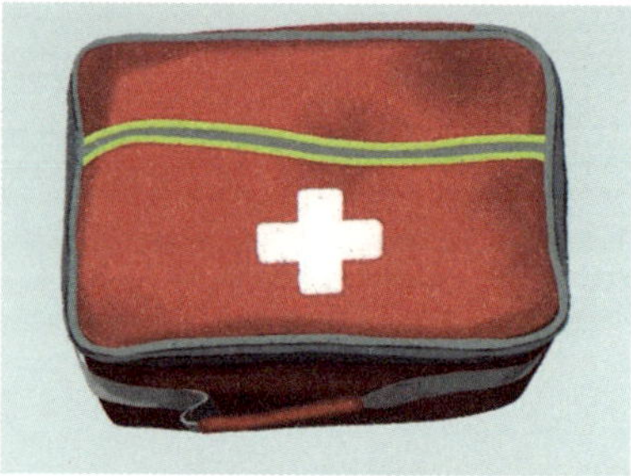

独立包装的消毒用品

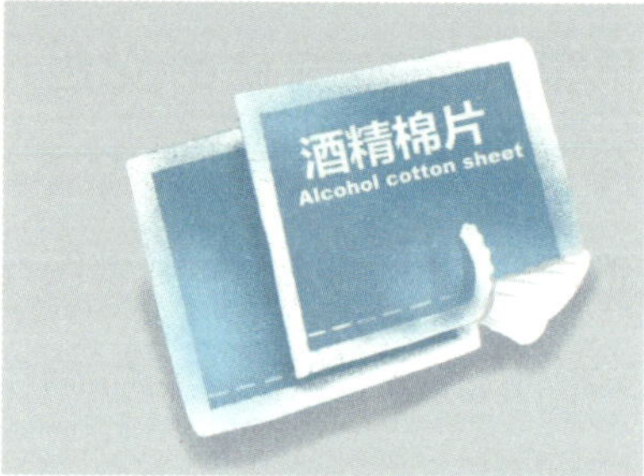

酒精棉片

糖尿病患者烧伤、烫伤后第一时间应该怎么做

糖尿病患者在不慎发生烧伤或者烫伤后可以通过以下五步减少伤害。

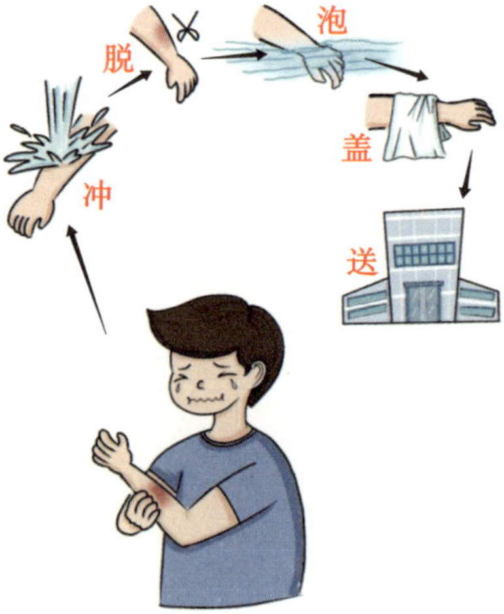

烫伤后就医流程

1. 立即用大量流动冷水冲洗伤口，持续至少 15 分钟，带走残留热量，注意保留水疱皮，避免直接涂药膏阻碍热量散发。

2. 若衣物覆盖烧伤部位，用冷水浇湿衣物降温后，小心剪去多余部分，避免拉扯伤口和水疱皮。

3. 冲洗后用冷水浸泡伤口 10～30 分钟，进一步降温和止痛。

4. 用干净毛巾或衣物覆盖伤口，防止污染。

5. 小面积烧伤经充分冲洗后，可在医生指导下使用烧烫伤膏、人表皮生长因子凝胶等药物；若创面较大、有水疱，或存在气道烧伤风险，应立即送医并保持呼吸道通畅。

糖尿病足患者如何进行日常疾病管理

1. 严控重要危险因素

● 坚持低盐、低脂糖尿病饮食，定时、定量进餐，规范降糖治疗并定期监测血糖，避免自行减药、停药导致血糖波动，血糖控制不佳时及时就医调整方案。

● 戒烟，同时严格控制血压、血脂等危险因素。

2. 选择合适鞋袜

● 选舒适、合脚、透气的鞋子，鞋掌宽大、鞋跟适中、鞋底柔软，避免穿拖鞋、凉鞋外出，不赤脚走路。穿鞋前务必检查鞋内是否有异物。

● 袜子选棉、含毛等天然柔软材质，袜口不宜过紧，防止影响血液循环，每天清洗更换。

3. 做好日常足部护理

● 每天用 35～37℃温水洗脚，时长 10～15 分钟，洗后用柔软毛巾轻轻擦干，尤其注意趾缝。

● 洗脚后仔细检查双脚，可借助镜子观察是否有裂纹、水疱、溃疡等异常。出现胼胝、鸡眼等问题，应到医院处理，不可自行操作或到公共场所修脚。

● 洗脚后涂抹凡士林或保湿霜保持皮肤湿润，可由下向上轻柔按摩足部，下肢有血栓者禁止按摩。

4. 正确修剪趾甲　趾甲修剪为平直形状，边缘打磨光滑，避免剪得过短导致损伤。

5. 科学保暖　患者常因神经病变出现肢端温度觉减退，冬季应用厚袜、毛毯保暖，严禁使用红外灯、热水袋，防止烫伤。

6. 改善下肢循环　适度散步，避免长时间行走、站立，坚持做踝泵运动。卧床患者应在床上活动双下肢，预防肌肉萎缩和血栓，同时定时翻身以避免压伤。

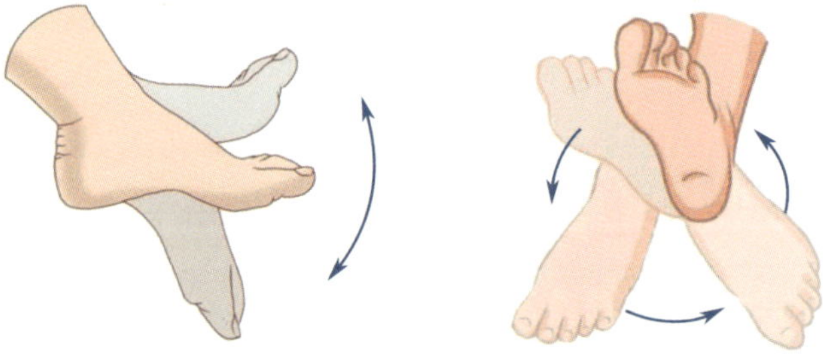

踝泵运动

7. 皮肤破溃的应急处理　发现脚部皮肤破溃，立即用碘伏彻底消毒，再用无菌纱布覆盖并每日换药。若 2～3 天未愈合或无好转迹象，必须及时就医，防止感染加重。

附录

嵌甲的处理

甲体的解剖特点与临床意义

嵌甲，指一种甲体异常嵌入甲沟及甲缘软组织的常见足部问题，其典型表现为局部疼痛、红肿，严重时影响行走功能，进而诱发甲沟炎。对糖尿病患者而言，甲沟炎是糖尿病足的重要诱因，若未及时干预，可能发展为严重感染，极端情况下需要截肢治疗。

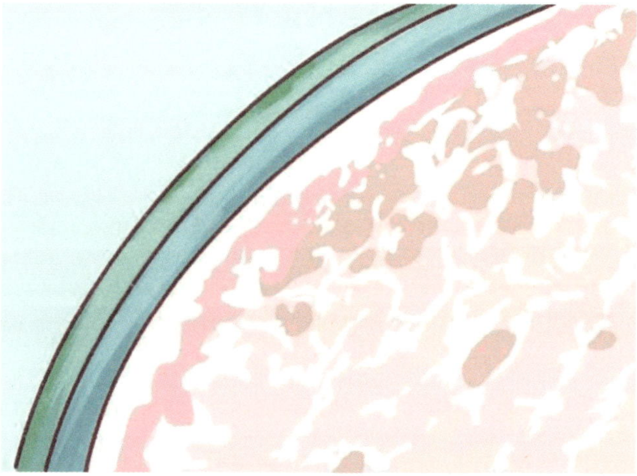

甲体的解剖平面图

糖尿病足患者的嵌甲具有显著特殊性：因常合并周围神经病变，感觉神经受损导致疼痛感知迟钝，嵌甲早期难以被察觉，发现时多已伴随感染。此外，甲体与甲床分离会增加真菌感染的风险，而甲真菌病会导致甲板疏松、增厚、空洞或呈粉末状改变，进一步加重嵌甲问题。

甲体易变性与嵌甲高发部位

以右足踇趾为例，可清晰观察到甲体的易变特性及嵌甲的高发区域。

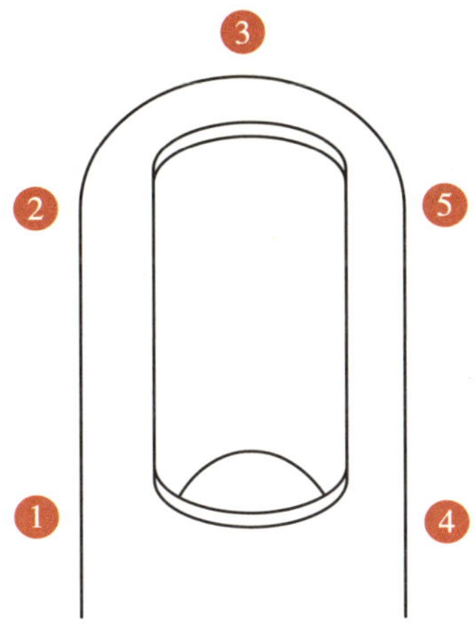

右足踇趾甲体平面图

1. 甲体内侧近体端；2. 甲体内侧远体端；3. 甲体的前端；
4. 甲体外侧近体端；5. 甲体外侧远体端。

甲体异常的力学诱因分析

力学作用是改变甲体形态的重要因素，可分为外部致畸力与内部致畸力两类，共同影响甲体的正常形态与生长方向。

1. 外部致畸力

不当修剪方式：这是嵌甲的常见诱因。部分人在甲沟疼痛时习惯修剪半片趾甲，实则会破坏甲体静力学平衡，导致缺失的甲板难以复位，最终引发甲体长期嵌顿。

鞋具不合脚：理想鞋具应满足“前留 1cm 余地、宽能容全趾、高不压趾头”的标准。鞋码偏小会挤压足部，尤其运动后足部水肿会加剧压迫，直接诱发嵌甲。

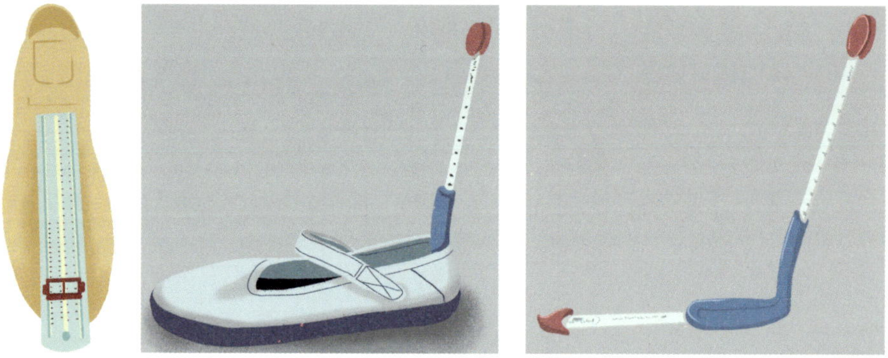

个体化鞋子制作过程

左图为测量脚的长短；中间图为测量鞋子内部的长短，地面的红色头高约 1 厘米，测量趾部的高度；右图为最终鞋子的长短。

鞋内汗渍残留：足部出汗导致鞋内潮湿、滑腻，易使足部在鞋内偏移，造成局部压力集中引发甲变形。汗渍还会滋生微生物，若浸润的甲沟被嵌甲损伤，极易继发感染。

过紧的袜具与绷带：会强制挤压足趾，导致运动中趾间碰撞摩擦，破坏甲体正常位置关系。

足趾外伤：可直接导致甲体变形，若新生甲板护理不当，变形甲体易嵌入甲沟。

剧烈运动：若在足球、跑步等运动中搭配不合脚的鞋具，会加剧足部挤压，诱发甲体嵌顿。

真菌感染：使甲板质地变松脆，无法承受正常外力，易断裂并与甲缘组织错位嵌合。

药物影响：部分化疗药、抗生素及激素类药物的不良反应，可能导致甲体形态异常。

2. 内部致畸力　遗传因素可导致甲体先天性畸形，如甲体上翘、下垂、凹陷等；各类原因引发的步态异常，也是嵌甲的重要内在诱因。

在步态周期支撑相内，双足运动状态步态分析的重点是将足型、趾形与甲形置于足部运动体系中进行研究，展示不同足型、足印及相关力学特征。

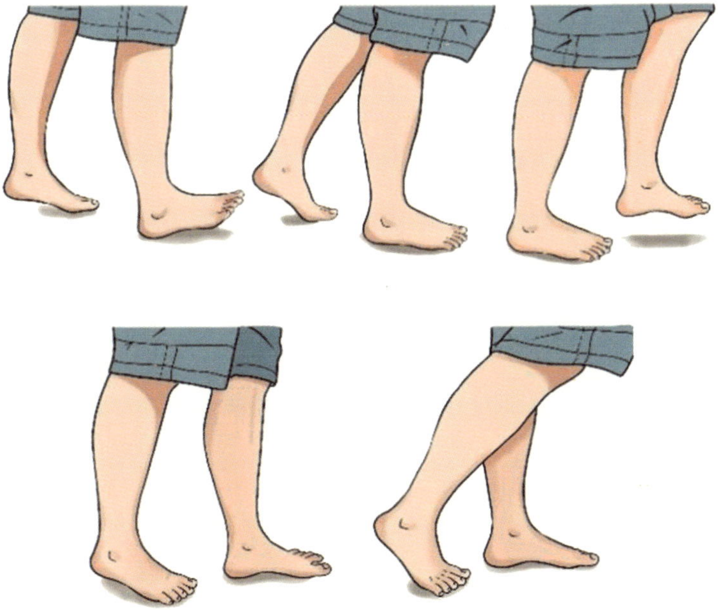

步态周期中的足部支撑相

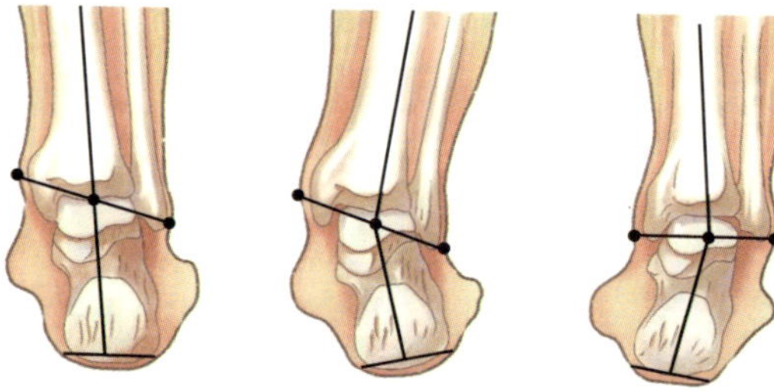

足型图

从左至右依次为正常足（中立位足）、外翻足和内翻足。

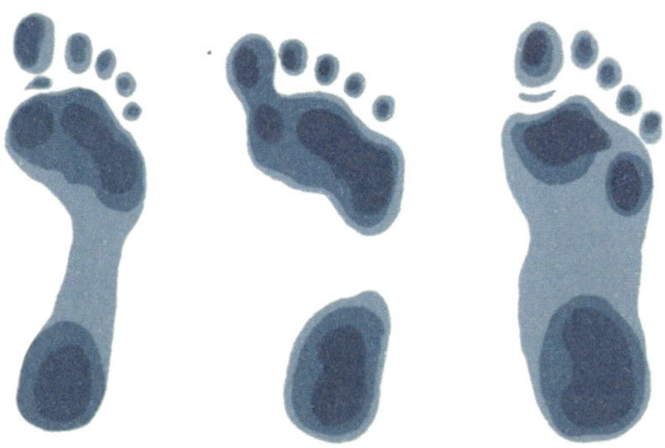

三种足型的足印

从左至右依次为中立位正常足、高弓足、扁平足。

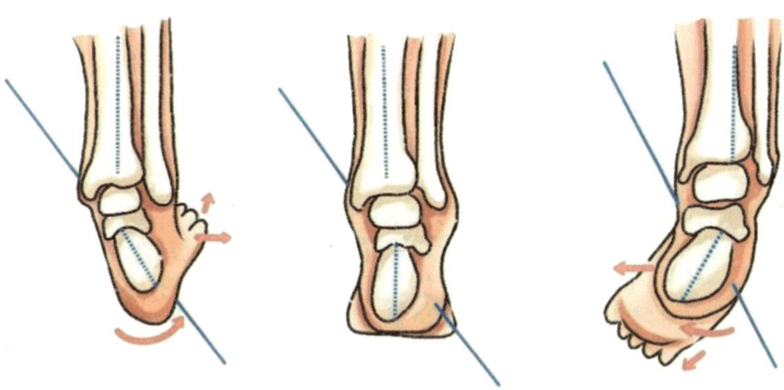

不同足型在足部运动中可能的三维运动状态

左至右分别为外翻足、中立位足和内翻足，斜线表示距下关节运动轴。

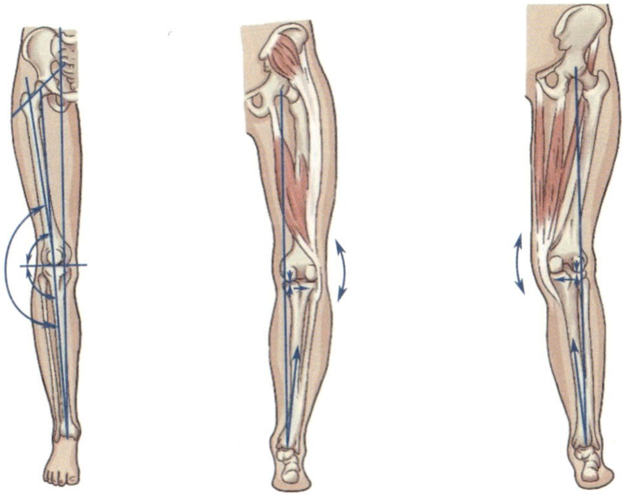

下肢力线图

左至右分别为：中立位正面、背面膝关节内翻及 O 形腿、背面膝关节外翻及 X 形腿。在中立位情况下，每个人的运动几乎是相似的。当力线偏离正中线，或形成低弓足，或形成高弓足。

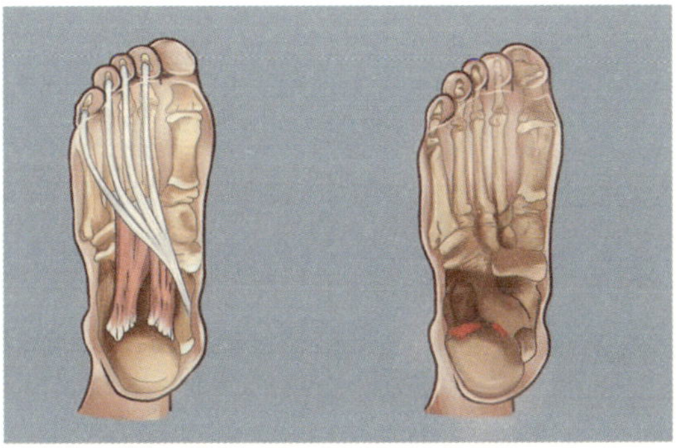

足底跖方肌

在足型中立位的时候，具有稳定和平衡并保持足趾端正运动的作用。这些肌肉的不平衡运动，在足掌部汇同其他小肌群，造成跖趾关节脱位和半脱位，直接造成趾畸形。如锤状指、骑趾、翘趾、爪趾。附着在这样趾头上的甲体则不再是正常生理状态的平直的甲形。

趾长屈肌与趾长伸肌对甲体形态影响显著：足外翻时，甲体内侧易被压入甲沟；若踇趾无法正常蹬地，重力分布异常，会导致甲沟张力升高，增加感染风险。足内翻时，踇趾背伸过度，使甲板与鞋面摩擦，重力向甲沟分散，甲体为承接外力形成拱形卷曲甲。

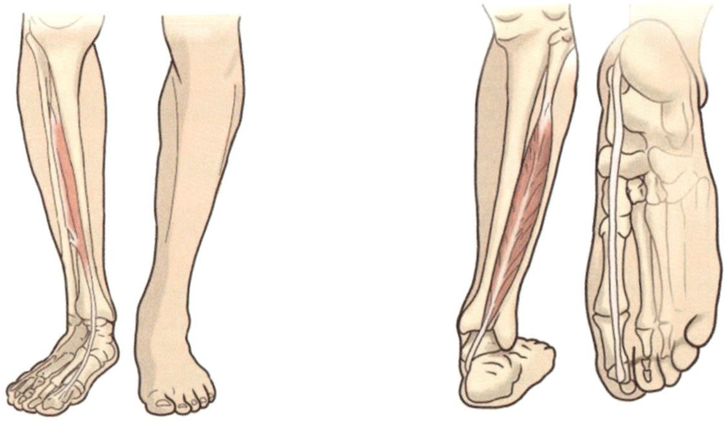

趾长屈肌和趾长伸肌

综上，足型与趾形特征直接影响甲体形态，甲形可实时反映足趾蹬地状态及与邻趾的位置关系，而明确嵌甲诱因是精准治疗的前提。

糖尿病足患者的嵌甲处理原则

糖尿病足患者的嵌甲严禁自行处理或交由非专业修脚师操作，应由具备资质的专业足病师干预，原因有二。

1. 专业评估能力　足病师经系统培训，可分析足部运动力学特征，早期识别嵌甲倾向并干预。糖尿病足常合并血管与神经病变，需要专业人员鉴别疼痛性质，如是嵌甲压迫、感染、血管栓塞静息痛，还是关节病变引发的放射性疼痛，避免误判。

2. 规范操作保障　嵌甲处理需要无菌器械与标准化流程。曾有案例显示，下肢动脉闭塞的糖尿病患者被修脚师误判为普通嵌甲，处理后出现破溃感染，最终导致膝下截肢。

嵌甲的临床治疗方法

嵌甲治疗理念已从单纯的“去除嵌顿甲板”发展为“基于全身力学平衡的综合干预”，具体方法如下。

1. 治疗性修剪　区别于常规修剪，原则为“少去除、多保留”，保护甲板下毛细血管与神经末梢，具体如下。

甲体中间开槽减压：炎症急性期可快速缓解甲沟压力，辅助甲沟炎治疗。

卷曲甲矫正修剪：沿甲缘剪去垂直嵌入甲沟的甲板部分，使甲体与甲沟形成平缓斜坡，降低甲板远端高度、释放受压甲床，长期坚持可改善甲形。

2. 手术治疗　不推荐全甲拔除，仅对病变区域行有限切除，包括部分甲板、甲床至甲体远端，最大程度缩小创面。相关研究显示，手术疗效稳定持久，但因糖尿病足创面愈合困难，此方法不作为首选。

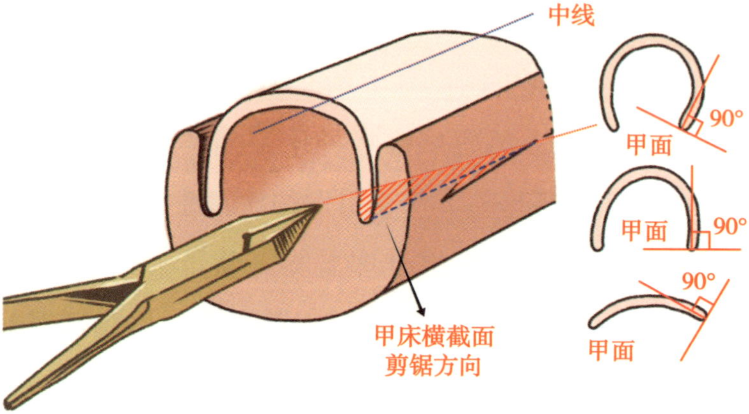

卷曲甲修剪示意图

3. 甲体矫正术　分钢丝式与粘贴式两类，基于杠杆平衡原理实现矫正。矫正器（钢丝 / 贴片）与甲板固定后，随甲体生长动态调整形态，通过逆转致畸力方向未恢复甲体的正常形态，需由专业人员处置。

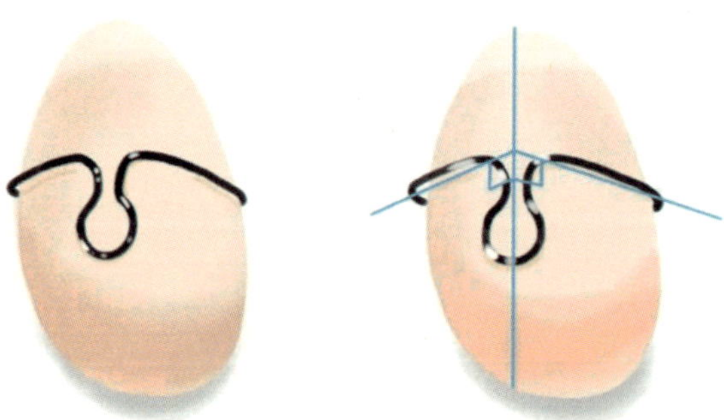

欧米伽矫正器示意图

4. 整体足部力学调整　嵌甲本质是人体生物力学失衡的局部表现，个性化鞋垫是重要干预手段。虽国内暂未形成专业制垫职业，但临床需求已明确。鞋垫通过调整足部力线，从根本上改善甲体受力环境。

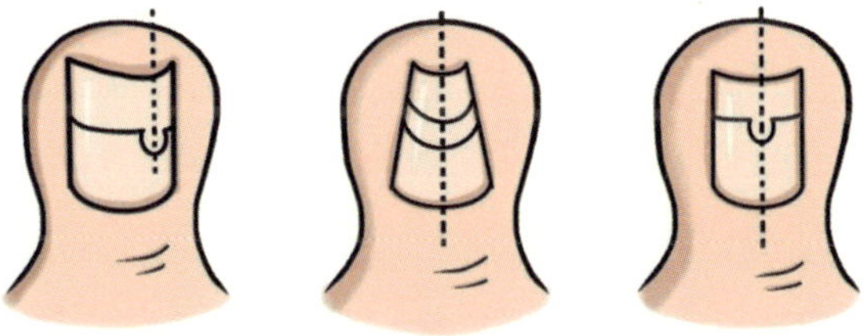

欧米伽钢丝甲矫正术和贴片矫正术示意图

左图甲高点不在甲体中央，形成单侧嵌甲。欧米伽环直径与过甲高点连线垂直；中间图甲高点在中央，使用的是贴片矫正术；右图甲高点在中央，使用的是欧米伽矫正术，力度均衡抬起甲边缘。

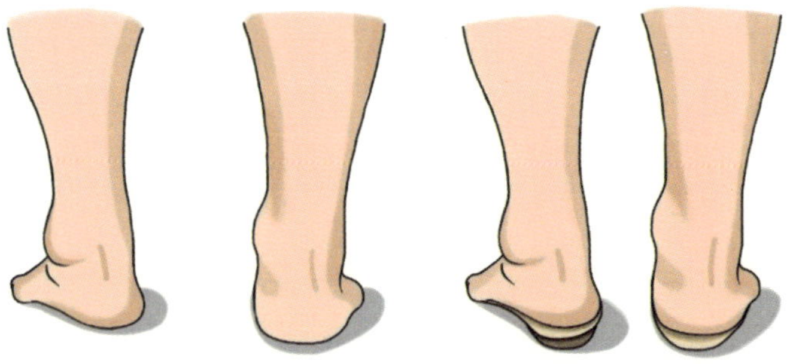

鞋垫调整力线前后的对比

5. 糖尿病足患者的特殊考量　嵌甲治疗仅是糖尿病足防治的一部分，其局部病变反映了全身静态站立与动态运动的失衡。临床应结合患者的足型、趾形、甲形及运动特征综合评估，才能制订精准的防治方案，使干预措施更具针对性与可操作性。

69